SUR LA CURE RADICALE

DU

CANCER DU GROS INTESTIN

(RECTUM EXCEPTÉ)

PAR

Le Docteur Georges CHAVANNAZ

Ancien interne des Hôpitaux de Bordeaux
Licencié ès-sciences physiques
Lauréat de la Faculté de Médecine (Prix du Conseil général, 1894)
Lauréat (1er) des Hôpitaux (Médaille d'argent, 1892, 1893;
Prix du Conseil d'administration, 1894)
Lauréat (bis) de la Société d'Anatomie et de Physiologie de Bordeaux
(2e prix, 1892; 1er prix, 1893)
Membre et ancien Secrétaire de la dite Société

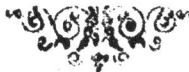

BORDEAUX

IMPRIMERIE Vve CADORET

17 — Rue Montméjan — 17

1894

SUR LA CURE RADICALE

DU

CANCER DU GROS INTESTIN

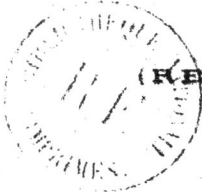

(RECTUM EXCEPTÉ)

PAR

Le Docteur Georges CHAVANNAZ

Ancien interne des Hôpitaux de Bordeaux
Licencié ès-sciences physiques
Lauréat de la Faculté de Médecine (Prix du Conseil général, 1891)
Lauréat (1er) des Hôpitaux (Médaille d'argent, 1892, 1893;
Prix du Conseil d'administration, 1893)
Lauréat (bis) de la Société d'Anatomie et de Physiologie de Bordeaux
(2e prix, 1892; 1er prix, 1893)
Membre et ancien Secrétaire de la dite Société

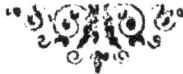

BORDEAUX

IMPRIMERIE Vve CADORET

17 — Rue Montméjan — 17

—

1894

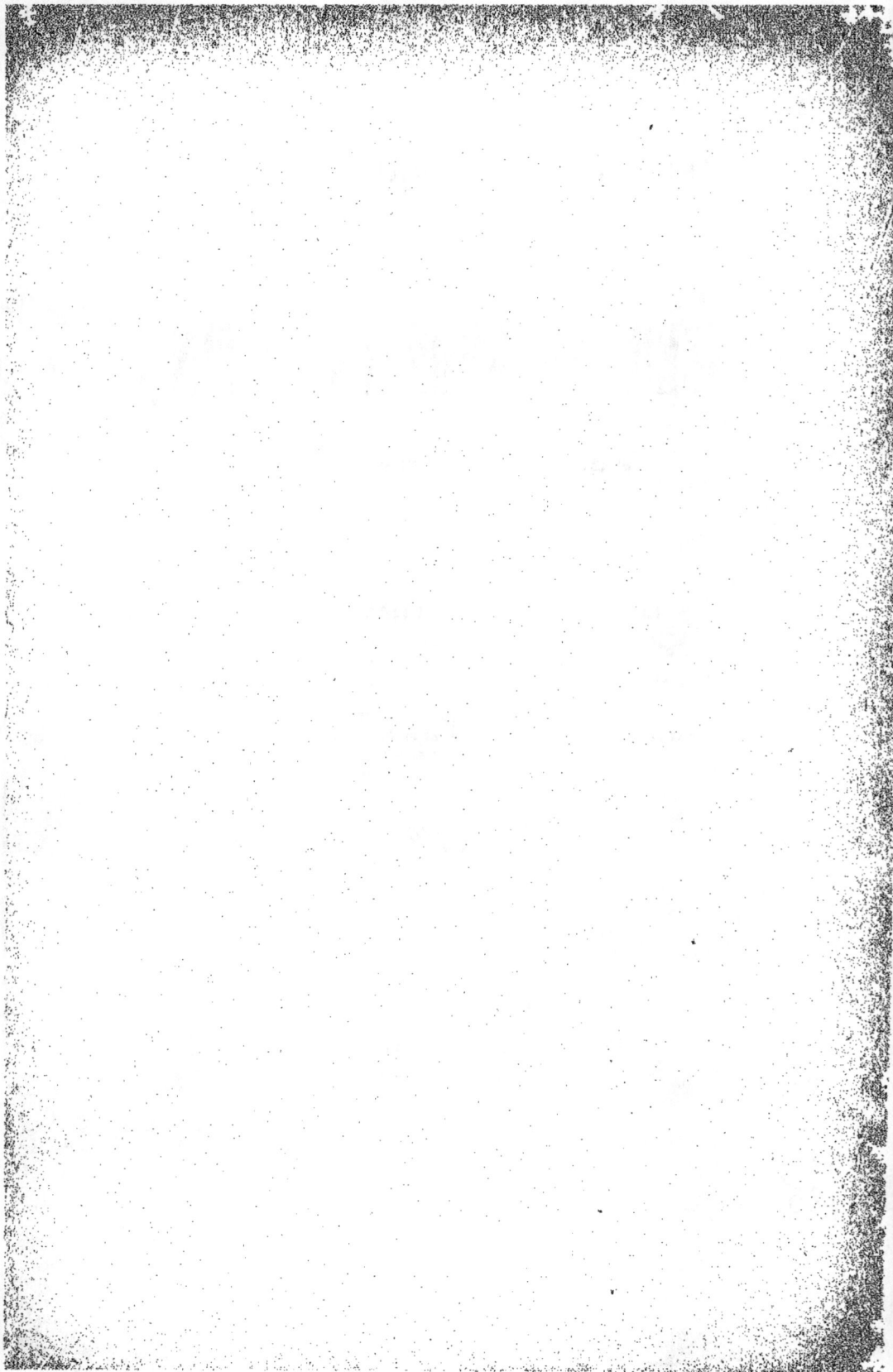

AVANT-PROPOS

En terminant nos études médicales, nous sommes heureux d'adresser publiquement l'hommage de notre profonde reconnaissance aux maîtres éminents qui nous ont appris à connaître et à aimer la médecine.

Nous n'oublierons jamais M. le professeur Piéchaud, chez qui nous avons fait nos premières armes et qui n'a cessé de nous honorer depuis de sa bienveillante sympathie.

M. le professeur agrégé Pousson a droit à tous nos remerciements pour l'intérêt particulier qu'il nous a témoigné; il a été pour nous, en maintes circonstances, un conseiller et un maître aussi savant que bienveillant.

M. le professeur agrégé Boursier et M. le professeur agrégé Lagrange ont été pour nous, à l'hôpital des Enfants, les maîtres bons et dévoués que chacun connaît.

M. le professeur agrégé Auché et M. le professeur agrégé Villar nous ont fait profiter de leur savant enseignement et nous ont toujours laissé une large initiative; qu'ils reçoivent ici nos remerciements.

Que M. le Dr Verdalle et M. le Dr Courtin veuillent bien agréer l'expression de notre gratitude, et pour leur bienveillance et pour les connaissances que nous leur devons.

Les deux années pendant lesquelles nous avons eu l'honneur d'être l'interne de M. le professeur Vergely laisseront dans notre cœur un souvenir ineffaçable. Nous prions ce cher

1 Chavannaz

maître de recevoir l'hommage de notre profonde gratitude et pour son haut enseignement, et pour les marques d'affection qu'il nous a si souvent données.

Notre dernière année d'internat passée dans le service de M. le professeur Demons a été des plus importantes au point de vue de notre instruction. Nous ne saurions assez remercier M. le professeur Demons, et de la haute bienveillance qu'il nous a témoignée et aussi du grand honneur qu'il nous a fait en acceptant la présidence de notre thèse.

Nous croirions encore manquer à tous nos devoirs si nous n'adressions pas nos plus sincères remerciements à M. le professeur Coyne, qui a si généreusement mis à notre disposition les précieuses ressources de son laboratoire.

Enfin, nous citerons encore pour les remercier, M. le Dr Sabrazès, médecin des hôpitaux, M. le Dr Binaud, M. le Dr Fromaget, M. le Dr Faguet, chefs de clinique à la Faculté, qui ont été pour nous des amis toujours prêts à mettre à notre disposition leurs connaissances aussi nombreuses que variées.

Quant à mes camarades d'internat, ils savent quel chagrin j'éprouve en les quittant. Qu'il me soit permis de leur dire combien est profond et doux le souvenir que je garde des heures passées auprès d'eux.

SUR LA CURE RADICALE

DU

CANCER DU GROS INTESTIN

(RECTUM EXCEPTÉ)

INTRODUCTION

A l'heure actuelle, le cancer du cœcum et du côlon est entré d'une façon complète dans le cadre des affections chirurgicales.

Mais si l'on discute à peine aujourd'hui sur la légitimité d'une intervention active, il s'en faut de beaucoup qu'on soit fixé sur la nature même des méthodes de traitement qui doivent être employées.

En ce qui concerne tout particulièrement les procédés de cure radicale, le chirurgien se trouve fort embarrassé.

Aussi à l'instigation de notre excellent maître, Monsieur le professeur Demons, nous nous sommes proposé de classer ces différents procédés, de les comparer et d'indiquer, dans la limite du possible, ceux qui méritent d'être préférés.

Nous n'avons pas eu la prétention de faire là œuvre originale, mais rapprocher dans un travail d'ensemble les différents matériaux épars sur la question nous a paru sinon utile, du moins intéressant.

Voici comment nous avons cru devoir diviser notre travail :

Dans un premier chapitre, nous ferons rapidement l'historique de la question.

Le second chapitre sera consacré à la description ainsi qu'à la critique des divers procédés et de leurs variantes possibles.

Le troisième chapitre nous présentera les résultats obtenus par les divers auteurs et nous permettra aussi de comparer ces résultats à ceux de notre statistique.

Le quatrième chapitre sera employé à l'étude de la technique.

Enfin le dernier chapitre comprendra les observations.

Les unes, ou inédites ou particulièrement importantes ou non traduites par les auteurs français seront rapportées *in extenso.*

Ensuite dans un tableau synoptique, nous présenterons et le résumé de ces observations et celui des cas similaires qui se trouvent consignés dans les auteurs.

Quant à l'index bibliographique et aux conclusions, ils termineront notre travail.

Enfin avant d'entrer dans notre sujet, nous prions nos juges de nous excuser d'avoir souvent écrit les mots de *gros intestin* en sous-entendant ceux de *rectum excepté* qui auraient dû les suivre. Nous avons pris le tout pour la partie et cet abus de langage a été causé par le désir de ne pas traîner toujours à notre suite cette longue périphrase : *gros intestin (rectum excepté).*

CHAPITRE PREMIER

Historique.

Il serait certainement bien difficile de fixer avec une exactitude même approximative, la date des premiers essais de traitement chirurgical du cancer du gros intestin. Cependant cette affection amenant souvent, pour ne pas dire toujours, à une période avancée de son développement des phénomènes plus ou moins marqués de sténose, il est assez naturel d'admettre que le traitement chirurgical du cancer du gros intestin date à peu près du jour où le chirurgien songea à intervenir dans l'occlusion intestinale.

Or, si nous en croyons Le Clerc et Peyrot, les chirurgiens de l'antiquité, Praxagoras (de Cos) et Léonidès (d'Alexandrie) auraient certainement cherché à rétablir le libre cours des matières dans les cas d'occlusion intestinale. Leurs efforts étaient-ils couronnés de succès, il est permis d'en douter, surtout si l'on songe aux conditions absolument défectueuses dans lesquelles l'opération devait être pratiquée. En tout cas, en admettant l'exactitude de ces renseignements, exactitude mise en doute par Greig-smith, l'exemple de ces hardis chirurgiens ne paraît pas avoir beaucoup tenté leurs successeurs, et nous ne trouvons point trace d'essai de traitement chirurgical de l'occlusion aiguëjusqu'au moment où Paul-Barbetto (d'Amsterdam) vient proposer d'ouvrir la cavité abdominale dans les cas d'iléus rebelle.

A peu près un siècle plus tard, en 1768, dans les mémoires de l'Académie royale de chirurgie, Hevin s'occupe de l'intervention dans l'occlusion intestinale, mais c'est pour la condamner. Parmi les quinze observations analysées par cet auteur, il en est qui se rapportent à des cas de cancer de l'intestin; mais c'est là la minorité. Hevin était-il aussi opposé à la gastrotomie qu'il voulait bien le paraître dans son rapport, c'est ce qu'on ne saurait affirmer, et un mémoire publié par Dezeimeris semble même avoir fait envisager la question d'une façon un peu différente.

En 1776, Pillore de Rouen, ayant diagnostiqué chez son malade un cancer du rectum, n'hésite pas à ouvrir un nouveau débouché aux matières intestinales et crée un anus artificiel sur l'extrémité inférieure du cœcum.

Enfin Fine (de Genève) nous rapporte une observation bien nette de traitement chirurgical de tumeur cancéreuse de la partie inférieure du côlon. En 1797, ayant à traiter une femme atteinte d'obstruction intestinale, cet auteur fait sur la ligne blanche une incision de 2 p. 1/2, saisit la partie de l'intestin grêle qui se présente à la vue, et établit sur elle un anus contre nature; la malade retira un bénéfice notable de l'opération mais succomba quatre mois après aux progrès de la cachexie cancéreuse. Il est à remarquer que dans l'ignorance du point exact où se trouve l'obstacle, Fine établit l'anus contre nature sur l'intestin grêle, mais les inconvénients d'une pareille méthode ne lui échappent guère, et dans un mémoire postérieur il préconise d'aller ouvrir le gros intestin dans la région lombaire gauche pour remédier aux obstructions causées par un cancer du rectum.

Au commencement de notre siècle, les efforts des opérateurs ne paraissent pas être tournés du côté de la chirurgie abdominale.

La gastrotomie ne tente guère plus et l'entérotomie n'est guère plus pratiquée.

L'ignorance des procédés antiseptiques, l'absence d'anesthésie, la non-existence d'un outillage propre à combattre les hémorragies expliquent suffisamment le peu d'empressement des chirurgiens à s'attaquer aux maladies de l'abdomen.

Du reste, jusqu'à ce moment nous n'avons vu que des tentatives plus ou moins heureuses destinées à parer à un symptôme menaçant d'obstruction intestinale; on combat le symptôme, on n'ose point s'attaquer à la cause elle-même.

Mais les travaux de Jobert de Lamballe et de Lembert sur la suture intestinale, se succédant à deux ans d'intervalle, doivent ouvrir des horizons nouveaux; aussi le 2 mai 1833 Reybard n'hésite pas à faire une laparotomie pour un cancer de l'S iliaque.

Il emploie une incision parallèle à la crête iliaque, fait la résection de la tumeur et après suture rentre l'intestin dans le ventre. Trente-huit jours après l'opération, le malade allait régulièrement à la selle, prenait des aliments solides et la plaie était totalement cicatrisée. Un an environ après l'opération, le malade succombait à la généralisation.

Malgré le bénéfice que l'intervention avait procuré au malade, l'Académie de médecine, par la bouche de son rapporteur Jobert de Lamballe, ne crut pas devoir être favorable aux idées de Reybard.

A cette époque, les opérations palliatives semblent primer, c'est le moment où Nélaton, ayant perfectionné les procédés d'entérotomie, arrive à imposer en quelque sorte cette opération dans les cas d'occlusion intestinale. Mais l'idée d'attaquer directement le mal, de le poursuivre jusque dans ses racines persiste encore chez quelques chirurgiens, et en particulier à l'étranger la laparotomie est vivement défendue par Benjamin Philips en 1848.

Cependant la crainte d'ouvrir le péritoine retient la main de l'opérateur, et c'est alors que nous voyons la colotomie lombaire être pratiquée contre le cancer de l'intestin.

Il serait fastidieux de signaler toutes les observations publiées, nous nous contenterons de rappeler les noms de Monod (1838) Field (1847), Allingham (1870), Verneuil (1875), Maisonneuve, Adams, Laugier, Dolbeau, Demarquay, Le Dentu. Il nous faut arriver en 1875 pour trouver avec Thiersch un nouvel essai de cure radicale du cancer du gros intestin. Ce chirurgien opère un malade atteint du cancer de l'S iliaque, mais son sujet succombe 12 heures après. Gussenbauer, en novembre 1877, fait la laparotomie médiane pour un tumeur du côlon descendant; il pratique la résection, l'entérorraphie et draine la plaie; le patient meurt 15 heures après.

Baum, en 1879, fait un anus artificiel d'abord et 5 semaines après fait la laparotomie pour une tumeur du côlon ascendant. Il pratique une incision à droite de 6 centimètres de longueur, elle est insuffisante, il doit faire une incision oblique complémentaire. L'intestin se déchire. Il résèque 8 centimètres d'intestin et pratique la suture. Il se produit une fistule stercorale et la mort arrive le neuvième jour. Seule la suture du côté du mésentère avait tenu.

Kraussold, en 1879, fait deux opérations curatives. L'un de ses opérés, homme de 57 ans, bénéficie d'une guérison opératoire, mais meurt 6 mois après de récidive. Le deuxième, un homme de 67 ans, porte dans la région inguinale droite une tumeur donnant par plusieurs fistules du pus fétide et des matières fécales. Kraussold trouve une tumeur du cœcum, il pratique la résection avec suture de Lembert, ferme la cavité abdominale et laisse un drain, mais son malade meurt 2 h. 1/2 après l'opération, et l'autopsie révèle une dégénérescence du foie.

En cette même année 1879, le professeur Guyon pratique une résection intestinale pour un épithélioma cylindrique de l'S iliaque ayant amené des phénomènes d'occlusion aiguë; il fait l'entérorraphie, mais son malade succombe le jour même. C'étaient là, il faut l'avouer, des exemples peu encourageants.

Un an plus tard, dans sa remarquable thèse d'agrégation, Peyrot ne se prononce ni pour ni contre l'intervention radicale et considère la question comme encore à l'étude.

Koeberlé (*Bulletin thérapeutique*, 1882) est encore plus opposé à l'idée d'une intervention radicale : « Si la résection de l'intestin et sa suture peuvent amener de bons résultats, ce qui est avéré aujourd'hui, ce ne sera pas sur des cancéreux qu'on devra la tenter si l'on ne veut s'exposer à de graves mécomptes et compromettre la vie des malades ».

En 1883, Dupau, presque aussi catégorique, repousse à peu près toute idée d'intervention radicale dans les cas de cancer du gros intestin et s'exprime ainsi : « Après avoir établi le siège » de l'obstruction cancéreuse, nous nous sommes trouvé en » présence de deux méthodes de traitement : la curative et la » palliative.

» Nous avons vu que les résultats obtenus par la méthode » curative nous interdisaient presque d'y recourir et alors la » méthode palliative avec ses procédés a seule dû capter notre » attention ».

Godet, dans sa thèse inaugurale, professe la même opinion et, parlant en général du malade atteint de cancer intestinal, il dit : « Il faut lui épargner un traumatisme grave et se contenter » d'une opération palliative, l'entérotomie de Nélaton si le siège » du cancer est inconnu, la colotomie lombaire s'il occupe l'S » iliaque ».

Tous les auteurs français se prononcent donc à cette époque pour le traitement palliatif et il faut arriver à Camus pour voir en 1887 préconiser la colectomie avec enterorraphie après laparotomie.

Cette opération, dit l'auteur, « a été pratiquée plusieurs fois » avec succès.

» En cas d'insuccès, on peut presque toujours trouver quelle » a été la cause de la mort et cette cause n'est pas irrémé- » diable.

» Elle sera préférée aux opérations palliatives et à l'autre » opération radicale : laparotomie, colectomie et anus artifi- » ciel ».

C'est du reste là l'opinion déjà de mise à l'étranger.

Lammimann, Marshall, Volkmann et bien d'autres encore pratiquent la résection de l'intestin, la cure radicale du cancer du côlon et cela, il faut bien l'avouer, avec des résultats divers, mais tous se montrent partisans de l'entérectomie et Ballance écrit en 1883 : « La colectomie prendra certainement dans l'avenir la place qu'occupait autrefois la colotomie ».

Cette question de l'intervention radicale contre les néoplasmes du gros intestin paraît alors occuper assez vivement les chirurgiens étrangers; ils ne se bornent pas à faire connaître le résultat de leurs opérations ils publient sur la question des mémoires importants, parmi lesquels il nous suffira de citer ici la thèse inaugurale de Ernst Michels (1885).

Enfin, dans ces quatre dernières années, l'étude des sutures intestinales est complétée et les chirurgiens allemands, anglais, américains, français publient soit de nouveaux exemples d'intervention, soit des revues d'ensemble sur la cure du cancer du gros intestin.

C'est Julius Hochenegg, c'est Matlakowsky, c'est Péan, Théophile Anger, Richelot, Doyen, Gross, Reverdin qui rapportent des exemples d'interventions hardies, Baillet et Artus qui consacrent leur dissertation inaugurale à l'étude du cancer du cœcum.

Il y a deux ans, en 1892, considérant la gravité de ces interventions et le rôle joué dans la mortalité par la péritonite, le professeur O. Bloch, de Copenhague, propose pour la cure radicale une nouvelle méthode que nous étudierons plus loin.

Enfin, tout récemment, notre maître, M. le professeur Demons apportait à la tribune de la Société de chirurgie deux nouveaux cas de résection intestinale pour cancer du gros intestin.

CHAPITRE II

Etude critique des procédés employés dans la cure radicale du cancer du gros intestin.

D'une façon générale, tous les procédés proposés ou employés pour la cure radicale du cancer du côlon peuvent être divisés en deux grandes classes :

1° Ceux qui tendent à procurer la guérison par une seule opération, autrement dit les procédés rapides ou de cure en un temps;

2° Ceux qui pour chercher à obtenir le même résultat nécessitent plusieurs interventions successives, autrement dit les procédés lents ou en plusieurs temps.

PROCÉDÉS DE CURE EN UN TEMPS

Ces procédés, quels qu'ils soient, comprennent quatre actes successifs :

1° Section de la paroi abdominale;

2° Résection de l'anse malade;

3° Traitement des deux bouts de l'intestin;

4° Suture de la paroi abdominale.

En ce qui concerne l'incision de la paroi abdominale, on a fait tantôt la laparotomie médiane, tantôt la laparotomie latérale, tantôt enfin l'incision lombaire. Chacune de ces incisions présente ses avantages et ses inconvénients, que nous discuterons plus loin dans notre chapitre consacré à la technique.

La résection de l'anse malade est faite autant que possible en dehors de la cavité abdominale, en ayant soin de protéger le péritoine par des compresses aseptiques.

Cette résection est précédée ou suivie de celle du mésentère correspondant et là l'opérateur se heurte à un danger, celui de réséquer une portion trop étendue du mésentère, ce qui amène évidemment le sphacèle de l'anse privée ainsi de ses moyens de nutrition. Cet accident s'est malheureusement produit, notamment dans le cas de König, où il a entraîné la mort du malade.

La résection de l'intestin est précédée de la coprostase, qui peut être effectuée à l'aide de moyens divers.

La coprostase peut être faite :

Par les doigts d'un aide, moyen peu sûr s'il en fut, étant donné la durée souvent considérable de l'opération.

A l'aide de pinces à mors garnis de caoutchouc, ou encore de pinces dont les mors représentent deux arcs sous tendus par des fils de caoutchouc. Ce procédé n'est pas très recommandable, les pinces peuvent glisser et surtout elles risquent d'altérer la paroi intestinale. Cette même altération est à craindre avec la coprostase obtenue à l'aide de fils de soie qu'on noue sur l'intestin.

Les tubes en caoutchouc ou les lanières de gaze iodoformée noués autour du tube intestinal constituent certainement le moyen le plus sûr de faire la coprostase.

Quant à la suture de la paroi abdominale, elle ne donne lieu à aucune considération spéciale; nous rappellerons seulement à ce sujet que dans quelques cas la fermeture n'a pas été complète, le drainage a été fait sans avantage, du reste, comme cela ressort du mémoire de Bloch.

C'est surtout en ce qui concerne le traitement imposé aux deux bouts de l'intestin, en ce qui concerne la réunion de ces deux bouts, que nous trouverons des différences notables entre les divers procédés de cure en un temps du cancer du côlon.

On pourra, en effet, rétablir la continuité entre les deux bouts de l'intestin :

1° Par entérorraphie circulaire;

2° Par implantation latérale;

3° Par apposition latérale;

4° Par entérorraphie longitudinale.

1° Réunion par entérorraphie circulaire. — L'entérorraphie circulaire est le mode de réunion qui devait se présenter le plus naturellement à l'esprit; n'est-ce pas le procédé qui, s'il réussit, doit mettre l'intestin dans un état voisin du type normal ? Aussi avons-nous vu précédemment que c'est précisément cette entérorraphie qui a été employée par les premiers opérateurs, par Reybard en particulier.

Cette entérorraphie circulaire a été réalisée soit au moyen de sutures, soit par invagination, soit encore au moyen d'appareils spéciaux.

a) PAR SUTURES. — Nous n'avons pas la prétention ici de faire l'étude des différents procédés de sutures proposés pour l'entérorraphie circulaire, cela nous entraînerait beaucoup trop loin; nous nous bornerons à quelques réflexions qui s'appliquent au cas particulier que nous étudions aujourd'hui.

Le plus souvent, les calibres des segments de l'intestin qui doivent être réunis sont sensiblement différents, ce qui n'est pas de nature à faciliter un affrontement bien exact des deux lèvres de la section.

Cette différence de calibre peut être le fait d'une disposition normale, ou au contraire, être causée par la maladie elle-même. Dans le cancer du cœcum, par exemple, l'iléon sera ordinairement d'un diamètre inférieur à celui du côlon ascendant avec lequel il devra être réuni. Cependant, il n'y a là rien d'absolu, l'égalité de diamètre pourra exister; bien mieux, l'intestin le plus petit à l'état normal pourra surpasser en calibre le bout inférieur.

Cela se produira par la distension du bout supérieur dans lequel s'accumulent les matières et aussi par la régression du segment situé au-dessous du néoplasme, régression amenée par l'inactivité de ce segment terminal.

Si les deux bouts ont le même calibre, rien de mieux ; si au contraire les deux bouts ont un calibre différent, on peut chercher à égaliser leurs sections par des procédés divers, les uns diminuant le bout le plus grand, les autres agrandissant le plus petit.

Enfin on peut même combiner ces deux métho les, agir sur les deux bouts de l'intestin.

Pour diminuer le bout le plus grand, on a, soit la suture de la partie restante après que le bout le plus petit a été suturé dans toute son étendue, soit encore l'ablation sur le segmen le plus gros d'un triangle à base tournée vers la limite de section.

On peut encore, comme Billroth, faire un pli longitudinal sur le bout dilaté et fixer les deux bords de ce pli par des sutures.

Pour augmenter le diamètre du bout le plus petit, Magde-lung a conseillé de sectionner obliquement le cylindre intesti-nal. Cette section sera elliptique et plus considérable que celle de forme circulaire faite par un plan perpendiculaire aux gé-nératrices du tube intestinal.

Enfin, on peut encore, comme l'a fait Hofmolk pour une tumeur du cœcum, pratiquer à la fois une section oblique du bout le plus petit et l'excision d'un lambeau triangulaire sur le bout le plus gros.

Quel est, de ces procédés, celui qui devrait être suivi dans le cas où l'on croirait nécessaire de faire l'entérorraphie par sutures ?

Etant donné qu'on a avantage à créer un orifice le plus large possible pour rétablir le libre cours des matières, il nous semblerait plus logique, dans l'entérorraphie circulaire, de chercher à augmenter le diamètre du bout le plus petit plutôt que de diminuer le bout le plus grand.

Quant aux procédés mêmes de suture, nous ne pouvons les décrire, cela sortirait de notre sujet. Il nous faudrait successivement étudier le procédé d'entérorraphie circulaire classique avec ses deux plans de suture, les procédés différents inventés par Chaput, suture circulaire avec fente, suture circulaire par abrasion.

La suture dite de Lembert-Czerny est celle qui paraît avoir été employée le plus souvent.

La suture des deux bouts de l'intestin peut se faire, soit sur les bouts libres, soit sur les bouts tendus, au moyen d'un cylindre placé dans la lumière de l'intestin.

Pour cela faire, on a employé, dit Artus, « une grande » variété de tubes, la trachée d'un animal, un cylindre de suif » ou de beurre de cacao, ou de pâte, ou de colle de poisson, ou » d'autres matières solubles analogues : un os creux décalci- » fié, etc. Pour, cela, la balle en caoutchouc mou en forme de » saucisse inventée par Trèves est sans aucun doute la meilleure. » La balle, introduite dans les bouts de l'intestin, est gonflée » d'air. Quand on va mettre les derniers points de suture, on » laisse échapper l'air et la balle est retirée molle et vide. Beau- » coup de chirurgiens et Trèves lui-même regardent tous ces » moyens comme inutiles et placent les points de suture sans » introduire dans l'intestin aucun corps étranger ».

Nous ferons remarquer à ce sujet que cette pratique n'est

pas absolument nouvelle. N'est-ce pas celle qui était suivie (au Moyen-Age) par les quatre Maîtres, ces moines chirurgiens qui exerçaient à Paris et qui introduisaient dans les deux bouts de l'intestin la trachée d'un animal afin d'en faciliter la suture? Malheureusement, ces procédés d'entérorraphie circulaire avec sutures, malgré les progrès considérables qu'ils marquent et l'ingéniosité de leurs auteurs, sont tous passibles de quelques reproches. Ils sont assez difficiles à appliquer et leur exécution exacte et rapide demande de la part du chirurgien un entraînement un peu spécial. Enfin, parmi eux, il en est qui peuvent amener un rétrécissement notable du calibre de l'intestin.

Il ne faudrait pourtant pas exagérer outre mesure la difficulté de leur exécution et les risques de non fermeture complète. Cependant, Bloch, sur 29 cas de cure radicale du cancer du côlon, note 3 cas, peut-être même 4 cas, où la mort a été sûrement due à la rupture des sutures.

A part toute question de dextérité et d'habileté qui, en l'espèce, ne doit pas entrer d'une façon trop importante en ligne de compte, on a fait encore à l'entérorraphie circulaire par sutures un autre reproche peut-être plus grave. C'est d'exiger en effet un temps assez considérable, de prolonger l'opération et, par conséquent, de faciliter la production du collapsus. Or, il faut bien l'avouer, les sujets qu'on opère sont souvent dans un état tel que le collapsus les guette dans les premières heures qui suivent l'opération. Bloch note ainsi 6 morts de collapsus sur 17 morts qui figurent au bilan de la cure idéale, c'est-à-dire du procédé qui consiste à enlever la tumeur, faire l'entérorraphie et réduire dans le ventre l'anse ainsi rétablie.

Ce sont là certainement des reproches très sérieux, et nous croyons qu'ils doivent suffire à éloigner l'idée de résection avec entérorraphie immédiate à l'aide de sutures.

b) PAR INVAGINATION. — Au lieu de procéder à l'entérorra-

2 Chavannaz

phie en juxtaposant et fixant les intestins bout à bout, on peut les réunir en utilisant les procédés d'invagination. Ces méthodes ont surtout été mises en pratique dans les résections du cœcum et on conçoit, en effet, que le côlon ascendant est parfaitement disposé pour recevoir dans son intérieur le bout de l'iléon et cela sans déterminer un rétrécissement bien notable de son calibre.

Cette année même, M. Chaput (*Bulletins de la société anatomique de Paris*, 1891, fascicule 10), a décrit un procédé personnel de suture par invagination et abrasion qui n'a pas été encore employé à notre connaissance dans les cas de tumeur de l'intestin.

Ce procédé, qui a donné six réussites sur six chiens opérés, s'applique aussi bien aux cas où les deux bouts d'intestin sont égaux qu'aux cas où ils sont de diamètres très différents.

Au dire de l'auteur, son exécution est rapide et n'exige que quinze minutes.

c) A L'AIDE D'APPAREILS. — L'exécution des sutures est toujours chose difficile et assez longue, et nous trouvons pour les remplacer les procédés d'entérorraphie circulaire à l'aide d'appareils spéciaux : bouton de Murphy, bouton d'Aldelbert, enteroplexe de Ramaugé.

Le bouton de Murphy est aujourd'hui connu de tous, mais il est vivement discuté à l'heure actuelle, les uns le prônant sans réserve, les autres ne rapportant avec lui que des insuccès.

L'enteroplexe de Ramaugé est bien proche parent du bouton de Murphy si l'on en juge par les détails suivants que donne l'auteur sur la constitution et l'emploi de son instrument.

« L'enteroplexe est fabriqué en aluminium. Il est constitué » par deux anneaux à bords mousses.

» Sur la face interne de ces anneaux et placées aux extrémités

» d'un des diamétres, se trouvent deux petites tiges qui dépas-
» sent un des bords. Dans un anneau, les petites tiges sont
» creuses : dans l'autre, elles sont à dents. Le premier c'est
» l'anneau femelle, le second c'est l'anneau mâle.

» Le système de tiges sert à fixer les anneaux entre eux dans
» une situation absolument immobile, en laissant cependant
» entre les deux un petit espace dans lequel devront se loger
» les tissus intestinaux qu'on désire réunir.

» Il existe trois numéros d'entéroplexes.

» Application de l'appareil. Elle comprend trois temps :

» 1° Introduction des anneaux dans les deux bouts de l'in-
» testin sectionné;

» 2° Retroussement de la paroi intestinale par dessus le
» rebord dépassé par les tiges; fixation de l'intestin au moyen
» de 4 fils de soie ou de catgut qui sont passés d'avance dans les
» petits trous percés dans un des rebords de l'appareil, traver-
» sent ensuite chaque extrémité de l'intestin et sont fixés par
» un nœud ou bien par de petites pointes cachées à l'intérieur
» des anneaux où on accroche le bord de l'intestin;

» 3° Rapprochement des anneaux et coaptation en faisant
» pénétrer les tiges mâles à dents dans les tiges creuses femelles.

» Les deux bouts sont donc adossés séreuse contre séreuse et
» de plus les deux parois seront soumises à une compression.

» En effet, la paroi intestinale a approximativement un milli-
» mètre d'épaisseur; le petit espace inter-annulaire n'ayant lui
» aussi qu'un millimètre, les parois des deux bouts de l'intestin
» ne pourront s'y loger sans être comprimées. Mais cette com-
» pression est nécessaire et curative et, en supprimant la circu-
» lation, prépare et aboutit à l'élimination des tissus coaptés
» conjointement avec l'entéroplexe.

» Celui-ci reste libre avec un segment de l'intestin qui paraît
» avoir été enlevé à l'emporte-pièce.

» Mais avant l'élimination, les adhérences se sont formées » pour protéger la cavité péritonéale ».

L'auteur propose enfin de faire des entéroplexes en quatre morceaux réunis par du catgut dont la grosseur dépendrait du moment auquel devraient se produire la division de l'appareil et sa chute dans l'intérieur de l'intestin.

La critique de ces appareils a été faite bien des fois. Qu'il s'agisse d'entérorraphie circulaire ou de gastro-entérostomie, ils ont l'avantage d'exiger peu de temps pour leur fixation ; M. Jaboulay cité par M. Villard (de Lyon), n'a-t-il pas réussi à faire une entéro-anastomose en 6 minutes en se servant du bouton de Murphy ? De plus, pour le cas particulier qui nous occupe, ils permettent de réunir facilement des segments d'intestin de calibres inégaux.

Ils ont contre eux la possibilité de la production d'occlusion intestinale. Cependant, étant donné le calibre du gros intestin, cet argument est, il faut l'avouer, d'une importance relative.

Beaucoup plus sérieux sont les risques de sphacèle de l'intestin, comme nous en avons vu un cas à la suite d'une gastro-entérostomie pratiquée avec le bouton de Murphy.

2° Réunion par implantation latérale. — Le rétablissement de la continuité du tube intestinal pourra se faire après la résection, au moyen de l'implantation latérale.

On sait en quoi consiste ce procédé qui a été surtout employé après les résections du cœcum, en particulier par Billroth et par Senn :

Ici le bout colique est fermé par une suture et une fente longitudinale est pratiquée sur ce bout.

C'est dans cette fente que le bout de l'iléon est légèrement invaginé et c'est avec les lèvres de la fente qu'il est suturé.

Ce mode de réunion s'applique parfaitement à des intestins de calibres différents, mais le procédé comporte une objection qui n'est pas sans valeur. A part les risques que fait courir au malade toute suture intestinale, cette façon d'opérer crée au-dessous du point d'abouchement un réservoir, un clapier tout disposé pour devenir le siège de phénomènes de fermentation et de pullulation microbienne.

3° Entérorraphie par apposition latérale. — Cette entérorraphie peut être exécutée soit à l'aide de sutures seules, soit, comme on l'a recommandé dans ces derniers temps, à l'aide de sutures dont l'application est très facilitée par l'emploi de plaques de substances plus ou moins facilement résorbables.

Quel que soit le procédé employé, il faut d'abord fermer les deux bouts d'intestin puis établir entre les deux segments une voie de passage. Or, en agissant ainsi, on crée deux culs-de-sac, ce qui n'est pas sans présenter de risques sérieux, et enfin on est exposé à voir manquer l'une des trois sutures.

L'emploi de ces plaques, dont la première idée remonte à Senn, a été étudié d'une façon complète par notre excellent ami le Dr Matignon dans sa remarquable thèse inaugurale. Matignon, nous le savons, a préconisé dans la gastro-entérostomie l'usage de plaques en corne de bœuf.

Ces plaques pourraient être également employées dans l'entérorraphie par apposition latérale, mais nous croyons que cette entérorraphie latérale doit être réservée pour les opérations palliatives.

4° Réunion par entérorraphie longitudinale. — Cette méthode, préconisée par Chaput, met à l'abri du rétrécissement consécutif; elle permet de réunir des intestins de calibres très inégaux. De plus, comme le fait remarquer l'auteur, elle n'offre pas la difficulté commune aux procédés d'entérorraphie circulaire en ce qui concerne la région mésentérique. Elle a le grand défaut d'exiger un nombre considérable de sutures, d'être par conséquent longue à exécuter.

De plus, les deux segments d'intestin, pour être amenés au parallélisme, exigent une torsion ou plutôt une couture qui n'est pas sans produire peut-être une gêne au libre passage des matières.

Enfin, comme les procédés par implantation latérale et par apposition latérale, la méthode de Chaput amène encore la formation d'un cul-de-sac où les matières intestinales pourront stagner.

A côté de ces procédés qui tous répondent à ce que nous pourrions appeler avec Bloch la cure radicale idéale, s'en placent d'autres qui en diffèrent plus ou moins.

Les bouts de l'intestin après résection du néoplasme peuvent être réunis par l'un quelconque des procédés d'entérorraphie que nous avons déjà signalés, mais cet intestin au lieu d'être rentré et abandonné dans la cavité abdominale, est, au contraire, fixé à la paroi et maintenu dans la plaie au moyen d'une anse de catgut ou de soie.

Cette manière de faire imitée de celle qui est préconisée par certains auteurs dans les cas de hernie étranglée avec intestin suspect de sphacèle, cette manière de faire, disons-nous, est destinée à protéger la cavité péritonéale dans le cas où les sutures viendraient à lâcher.

On espère ainsi que le contenu intestinal tombera au dehors si une fistule se produit.

Ce procédé n'est pas sans inconvénient ou plutôt il n'offre pas d'avantages, car la suture peut lâcher en arrière et la cavité péritonéale pourra ne pas échapper à l'infection.

Bien mieux, si l'on se rappelle que dans certains procédés d'entérorraphie, la suture est plus difficile à exécuter du côté mésentérique, on comprendra que c'est surtout de ce côté que que la fissure risque de se produire.

Après résection, les bouts peuvent être suturés partiellement et on crée ainsi un anus artificiel partiel.

Cette pratique ne saurait vraiment être recommandée.

En effet elle expose le patient à tous les dangers d'une résection intestinale avec entérorrhaphie immédiate, tout en créant chez lui un anus contre nature.

Après résection de la partie malade, les deux bouts de l'intestin peuvent être fixés dans la plaie et un anus contre nature est ainsi créé.

Certains chirurgiens, et en particulier notre savant maître, M. le professeur Demons, ont obtenu de beaux succès en faisant suivre cette première intervention d'une opération complémentaire, la cure de l'anus contre nature ainsi formé.

Ce sont là en réalité des exemples de cure radicale en plusieurs temps qui trouveront tout naturellement leur place plus loin quand nous nous occuperons des procédés que nous avons rangés dans cette dernière catégorie.

La résection du néoplasme peut avoir nécessité de tels sacrifices que les deux bouts de l'intestin ne puissent être amenés au contact pour être suturés l'un à l'autre. C'est en particulier ce qui s'est produit entre les mains de Schede, de Reverdin, de Billroth.

Le bout inférieur est alors légèrement invaginé, sa lumière est fermée par des sutures, puis il est abandonné dans la cavité abdominale.

Quant au bout supérieur, il est fixé dans l'angle supérieur ou inférieur de la plaie.

C'est là un procédé de nécessité, car ce bout inférieur peut amener une inoculation septique du péritoine avec toutes ses conséquences.

Pour éviter l'anus contre nature dans les cas où après résection les deux bouts de l'intestin sont trop éloignés pour être réunis, Nicoladoni a proposé d'interposer entre les deux bouts un segment d'intestin grêle pris aussi près que possible et nourri par son mésentère. Les matières suivraient ainsi leur cours normal et la continuité de l'intestin grêle serait rétablie par des sutures.

Il est à peine besoin de dire que cette méthode doit être considérée comme fort périlleuse, puisqu'elle fait subir au malade une résection du gros intestin, une double section de l'intestin grêle et trois entérorraphies.

Tous ces procédés de cure radicale en un temps sont passibles des mêmes reproches; ils provoquent chez le patient un traumatisme trop considérable et par la résection et par la durée de l'intervention. Enfin ils exposent d'une façon toute spéciale à l'inoculation du péritoine par le contenu intestinal.

PROCÉDÉS DE CURE EN PLUSIEURS TEMPS

De même qu'à côté de l'opération de Lisfranc, il existe d'autres procédés pour attaquer le cancer du rectum, de même à côté de l'entérectomie suivie d'entérorraphie immédiate, à côté de ce procédé de cure idéale du cancer du côlon, il y aura des procédés plus lents mais atteignant pourtant le même but.

Parmi ces procédés, il en est un dans lesquels les opérateurs ont commencé par établir un anus contre nature au-dessus de la tumeur et même à une certaine distance de son siège.

Dans une deuxième intervention, la partie envahie par le néoplasme a été réséquée et les deux bouts ont été suturés par l'un des procédés d'entérorraphie étudiés plus haut.

Dans une troisième intervention, on a procédé à la cure de l'anus contre nature.

Cette manière de faire peut être excellente lorsque le sujet se présente avec des phénomènes d'obstruction intestinale, surtout lorsque ces accidents datent déjà de plusieurs jours.

Dans ces circonstances, en effet, parer aux accidents aigus s'impose et ce n'est que plus tard que le chirurgien peut songer à attaquer la cause même de l'obstruction.

Quand on opèrera à froid, ce procédé ne devra pas être appliqué.

Comme variante, on peut pratiquer l'entéro-anastomose de façon à rétablir le libre cours des matières, et dans la suite on procède à la résection de la tumeur. A l'heure actuelle, avec les perfectionnements apportés à la pratique de l'entéro-anastomose, l'établissement d'une voie de dérivation est chose ordinairement facile, mais cette conduite nous semble cependant encore inférieure à la précédente, car elle comporte à coup sûr une gravité plus considérable.

A côté de ce procédé peut se placer celui qui a été employé par David Colley.

Ce chirurgien sectionne la partie malade, et, à l'exemple d'Hochenegg, fixe à la paroi les deux bouts de l'anse malade tandis qu'il réunit les deux autres bouts par une suture. Plus tard il fait l'ablation de l'anse.

C'est là une méthode qui ne doit pas être suivie.

Cette façon de procéder fait courir au patient toutes les chances de l'entérorraphie et lui laisse en plus, du moins pour quelque temps, une sorte d'anus contre nature, puisque le segment isolé continue à sécréter et à déverser ses produits à l'extérieur.

Pour éviter ce dernier inconvénient, il ne faudrait pas, comme Salzer, suturer l'un à l'autre les deux bouts de l'anse malade au lieu de les aboucher à l'extérieur.

Cette méthode est dangereuse au premier chef, car elle peut amener l'éclatement de l'anse avec toutes ses conséquences.

Reclus a employé une méthode différente qu'il expose dans son Traité de thérapeutique chirurgicale : « La tumeur est

» purement et simplement retirée hors du ventre tout entière et
» de telle sorte que les portions saines de l'intestin, en aval et
» en amont du néoplasme, puissent adhérer au péritoine pariétal
» spontanément ou par suture. Puis la tumeur est rasée, soit au
» bout de quelques jours dans le premier cas, soit immédiate-
» ment dans le second, et il reste après cette extirpation un anus
» artificiel pur et simple. On peut plus tard essayer d'oblitérer
» cet anus, mais dût-on le laisser, l'opération que nous proposons
» est supérieure à l'anus artificiel pur et simple au-dessus de
» l'obstacle, puisque nous supprimons la tumeur et que nous
» ouvrons par conséquent la porte à l'espérance d'une guérison
» radicale ».

Ce procédé offre des avantages très notables, la résection se
fait dans des conditions de sécurité remarquables.

M. le professeur Demons a dû à cette manière d'opérer un
très beau succès dont l'observation est rapportée plus loin.

Bien proche parent de cette méthode est le procédé préconisé par le professeur O. Bloch, de Copenhague.

L'anse malade ainsi qu'une partie saine en amont et en aval
sont attirées au dehors. On les fixe à la paroi par des sutures
ou on les laisse contracter des adhérences avec cette paroi,
suivant la façon d'opérer de Maydl dans l'anus contre nature.

Suivant qu'il existe ou qu'il n'existe pas de symptômes
d'obstruction, on fait ou non dans cette première opération, et
en terminant, l'ouverture de l'intestin au-dessus de la tumeur.

Dans une deuxième séance, on pratique la résection de la
partie malade et on réunit par des sutures les deux parties
saines; on fait l'entérorraphie extra-péritonéale. On laisse au
dehors pendant quelques jours cette anse reconstituée pour
pouvoir surveiller la solidité des sutures et, quand la conti-
tinuité du tube intestinal est assurée, l'anse est replacée dans
la cavité abdominale.

Le procédé de Bloch, comme tous les autres procédés lents de cure radicale du cancer du côlon, est passible d'objections multiples.

Ces objections sont tout d'abord celles que, d'une façon générale, on peut formuler à l'adresse des procédés lents.

Pourquoi, diront les partisans de l'entérectomie avec entérorraphie immédiate, imposer aux malades les ennuis et les dangers d'interventions multiples?

En ce qui concerne l'ennui que peuvent causer au patient des interventions répétées, nous ne saurions opposer aux partisans des procédés rapides des arguments bien sérieux.

Mais le chirurgien doit-il se laisser influencer par des considérations de cet ordre, doit-il toujours choisir le manuel opératoire qui sera avant tout de nature à plaire à son malade, doit-il toujours faire choix des méthodes rapides?

Si nous voyons ce qui se passe pour les néoplasmes du rectum, nous pouvons constater que l'ablation précédée de la création d'un anus iliaque a gagné du terrain et que l'opération lente compte de nombreux partisans. C'est que le procédé lent dans l'ablation des cancers du rectum donne à l'opération un avantage considérable au point de vue de la diminution des risques d'infection. Nous voyons donc qu'ici comme partout en bonne chirurgie la question de sécurité prime celle d'élégance et de rapidité.

Nous devons, par suite, rechercher si les procédés lents de cure radicale de cancer du côlon offrent comme sécurité des avantages sur leurs concurrents.

En ce qui concerne le collapsus, les procédés de Reclus et de Bloch méritent une mention spéciale. Le ventre une fois ouvert, il sera ordinairement facile de trouver le point où siège le néoplasme. L'anse intestinale, à moins d'adhérences par trop étendues, pourra, dans la plupart des cas, être attirée rapidement au dehors et fixée à la paroi. Nous raisonnons bien entendu en nous plaçant dans le cas où il n'existe aucune espèce de symptômes d'occlusion aiguë, car dans ce cas nous croyons que l'anus contre nature au-dessus de l'obstacle est seul de mise.

Nous avons dit que l'anse intestinale pourra être rapidement amenée au dehors; or, s'il est une opération où il importe d'aller vite c'est certainement la laparotomie, « heureuses aussi les laparotomies vite menées », écrivent Forgue et Reclus dans leur traité de Thérapeutique chirurgicale.

Avec une opération rapidement exécutée, peu de chances de collapsus, et c'est certainement le cas pour ce qui concerne le premier temps de l'opération par le procédé de Bloch.

Peu de chances également de péritonite, du moins les chances d'infection de la grande séreuse par le contenu intestinal sont totalement écartées puisque l'intestin n'est ouvert que lorsque sa périphérie est parfaitement soudée au péritoine pariétal.

Enfin, quand les adhérences sont établies, on peut même sans anesthésie pratiquer l'ablation du néoplasme en ayant soin de faire porter la section sur les parties saines avoisinantes.

On pourra tenter l'entérorraphie extra-péritonéale, ce qui, en cas de succès, assurerait à l'opération une bénignité absolument remarquable.

Mais cette entérorraphie sera-t-elle possible, le ratatinement rapide des deux bouts d'intestin n'empêchera-t-il pas d'opérer extra-péritonéalement?

Ayant échoué dans la seule tentative qu'il ait faite, Bloch pratiqué la résection de l'intestin pour guérir l'anus contre nature qu'il avait créé.

Comme dernière objection à faire à la méthode de Bloch et à celles qui s'en rapprochent, c'est qu'elles retardent de plusieurs jours l'ablation du néoplasme et qu'elles exposent peut-être un peu plus par ce fait même aux risques de la généralisation.

Cette méthode sera-t-elle toujours applicable, en particulier pourra-t-on toujours amener au dehors la partie malade et la partie saine qui est nécessaire à l'exécution du procédé ?

Les parties du gros intestin qui ont un long méso seront facilement attirées.

Nous avons fait, du reste, à ce sujet, quelques recherches sur le cadavre et nous avons pu constater que ce premier temps peut être exécuté assez facilement.

Il est bien évident cependant, étant donnée la disposition affectée par le péritoine au niveau du cœcum, que l'on se buttera parfois à des difficultés insurmontables et qu'on ne pourra attirer au-dehors un bout d'intestin assez long.

Ces difficultés seront d'autant plus à craindre que le mésocôlon sera plus envahi, plus infiltré.

Bloch a indiqué à ce sujet une petite manœuvre auxiliaire pour parer à cette difficulté, et il recommande d'inciser le péritoine au point où celui-ci se réfléchit du mésocôlon sur la paroi postéro-latérale de l'abdomen.

Nous n'en aurions pas fini avec les procédés de traitement radical du cancer du côlon si nous ne disions un mot de l'intervention par le bout inférieur.

Quand le cancer a affecté la partie inférieure de l'S iliaque, il a pu être enlevé par des procédés spéciaux.

C'est ainsi que dans les cas où le cancer de l'S iliaque faisait saillie à l'anus, on a pu l'enlever par cette voie ou encore on a pu l'attaquer par la voie sacrée.

Mais en raison même de cette ptose qui reporte dans la zone rectale le cancer développé plus haut, l'étude de ces cas trouverait certainement mieux sa place à côté de celle du traitement du cancer du rectum et nous ne saurions nous en occuper ici.

CHAPITRE III

Résultats.

Nous venons d'étudier dans le chapitre précédent les différents procédés mis en œuvre pour tenter la cure radicale du cancer du côlon. L'heure est maintenant venue d'examiner les résultats.

Et d'abord peut-on espérer obtenir par une intervention chirurgicale la cure radicale d'un cancer du côlon?

La possibilité de la cure radicale du cancer en général est encore aujourd'hui bien douteuse. On sait malheureusement combien la récidive est fréquente.

Si les chirurgiens comptent comme cas de cure radicale ceux dans lesquels la guérison s'est maintenue pendant trois ans, il n'y a pourtant là rien d'absolu. Les exemples de récidive survenant après 20, 25, 30 et 40 ans existent dans la science et personne n'oserait s'inscrire en faux contre l'opinion exprimée par Quénu, quand il dit dans son remarquable article du Traité de Chirurgie : « La période durant laquelle la récidive est pos- » sible paraît hélas indéfinie ».

Devons-nous pour cela désarmer et admettre avec Kortenweg que l'intervention chirurgicale ne procure aucun bénéfice aux cancéreux ?

Il est à peine nécessaire de répondre à une pareille allégation et nous nous contenterons de citer les longues survies obtenues dans les cancers de la langue, du larynx, de la lèvre, du sein

et du rectum par Trélat, Bœckel, Verneuil, Reclus et tant
d'autres opérateurs.

Le cancer du côlon ferait-il exception à la règle générale et
serait-il plus particulièrement grave? La récidive serait-elle
fatale et à courte échéance, ne vaudrait-il toujours pas mieux
s'en tenir à une opération palliative?

En ce qui concerne la gravité du cancer du côlon, il semble
que les dégénérescences ganglionnaires et que les métastases
viscérales soient relativement TARDIVES.

Suivant l'opinion de Matlakowsky et de Bloch, le cancer du
gros intestin resterait longtemps une maladie locale.

Du reste, pour répondre plus complètement à ces questions,
nous nous permettrons de citer les statistiques des différents
auteurs.

Afin de se rendre compte de la gravité relative de l'opération, Bloch analyse 145 cas d'intervention chirurgicale pour
cancer du gros intestin, rectum excepté.

Ces 145 malades sont répartis en deux grandes catégories,
les uns, les plus nombreux, chez lesquels on a abandonné dès
l'abord l'idée d'un traitement radical et qui ont été justiciables
d'un anus contre nature, les autres chez lesquels on a tenté
l'ablation du néoplasme.

Les premiers sont au nombre de 90 sur lesquels 72 meurent
et 18 survivent.

Sur ces 90, l'anus artificiel a été intra-péritonéal dans 50 cas,
extra-péritonéal chez 40.

Des 90 sujets, 24 sont morts dans les premières vingt-quatre
heures et 52 dans la première semaine.

Le collapsus, la péritonite et la perforation de l'intestin,
telles sont les causes de la mort.

Chez deux malades la colotomie fut pratiquée au-dessous de
l'obstacle.

Quant aux autres chez lesquels le traitement radical a été tenté, Bloch donne les résultats suivants :

Sur 29 on essaie le traitement qu'il désigne sous le nom d'idéal (entérectomie avec entérorraphie immédiate, remise en place de l'anse intestinale, fermeture de la plaie abdominale) 12 survivent, 17 meurent; soit une proportion de 42,1 0/0 de guérisons.

Sur les 12 survivants, chez 5 il survient une fistule au siège de l'opération.

De ces 12 opérés, 6 ont récidivé.

Des 6 autres, 3 vivaient encore 4, 6, 11 mois après l'opération. Un autre mourut d'iléus, deux mois après. On manque de détails sur les deux autres.

Des 17 qui moururent rien ne pouvait faire prévoir l'insuccès.

Chez un malade on a fait, après résection, une entérorraphie partielle avec anus contre nature partiel. Deux mois après, l'anus est fermé; une fistule s'établit alors et dure trois mois. A cette époque la récidive se montre.

Dans 16 cas on a fait un anus artificiel après résection du néoplasme.

Sur ces seize malades, 8 survivants, 8 morts; soit une proportion de 50,1 0/0 de guérisons.

Dans dix des cas, l'extrémité périphérique de l'intestin est fermée par des sutures. De ces dix cas, 4 survivent, 6 meurent.

Dans 6 cas les deux bouts de l'intestin sont fixés à la paroi abdominale, 4 survivants, 2 morts.

Des 8 survivants que nous rencontrons sur ces 16 interventions, 3 sont morts plus tard de récidive. Chez un on a commencé le traitement de l'éperon. Chez 2, on a fermé l'anus contre nature un mois et demi après la première opération.

Si l'on ajoute deux cas de Bloch, on arrive à avoir 48 cas de traitement radical sur lesquels on note 22 survivants et 26 morts, soit une proportion de 45,8 0/0 de guérisons.

Des 22 survivants, 9 eurent une récidive et 1 une métastase sans récidive locale.

Dans 3 cas, on essaie le traitement radical, mais on est forcé d'y renoncer et on établit un anus artificiel, ce qui fournit 2 morts et un résultat inconnu.

Enfin, dans 4 cas, les opérations se bornent à une laparotomie exploratrice et dans ces 4 cas, l'aggravation ne suit pas l'intervention, la laparotomie exploratrice paraît avoir été sans influence fâcheuse.

En résumé, dit Bloch, sur 145 malades traités, 100 n'ont pas survécu à l'essai.

Sur ces 145 malades, 12 ont présenté des résultats favorables mais avec un point d'interrogation pour l'avenir.

Si l'on s'en tenait aux résultats bruts, l'opération palliative serait plus dangereuse que l'opération curative, puisque sur 90 cas, la première compte 72 morts, tandis que sur 48, la seconde donne 22 guérisons.

Il est facile de s'expliquer cette anomalie qui n'est qu'apparente.

Les mauvais résultats de l'opération palliative sont dus, en effet, à ce qu'elle est appliquée avant tout aux cas désespérés, aux malades apportés à l'hôpital en plein accès d'occlusion aiguë ou encore très affaiblis par la durée et la nature de leur maladie.

En somme, l'opération radicale donne, d'après Bloch, une guérison opératoire dans 22 cas sur 48, soit, comme nous le disions plus haut, 45,5 0/0 de guérisons.

Si nous passons à la statistique de Czerny et Rindfleisch, nous trouvons les résultats suivants.

Sur 10 opérations radicales faites du 27 avril 1880 jusqu'en mai 1892, on note :

4 tumeurs du cœcum;

2 tumeurs de l'S iliaque;

3 tumeurs du côlon transverse;

1 tumeur du côlon descendant.

3 fois le carcinome avait envahi d'autres points de l'intestin et a exigé une double résection.

Dans l'ensemble, la statistique donne 5 guérisons et 5 décès, soit une moyenne de 50 0/0 de guérisons.

Ces 5 décès se répartissent de la façon suivante :

1 par collapsus;

4 par péritonite.

Dans sa thèse inaugurale, Camus rapporte 17 cas de colectomie ou entérorraphie immédiate.

Sur ces 17 cas, 11 morts et 6 guérisons, soit environ 35 0/0 de succès.

Enfin Baillet, en ce qui concerne le cancer du cœcum, rapporte 28 cas de résection du segment iléo-cœcal. Sur ces 28 observations, 14 guérisons et 14 morts, soit une proportion de 50 0/0 de guérisons.

Quant à nous, si nous considérons en bloc les 89 cas de cancer du côlon que nous avons réunis et dans lesquels on a fait l'ablation du néoplasme, nous trouvons que sur ces 89 malades, 52 ont survécu à l'opération, soit une proportion de 58,4 0/0 de succès.

Donc 45,8 0/0, 50 0/0, 35 0/0 et 58,4 0/0 de guérisons, tels sont les résultats des statistiques sur l'intervention radicale dans le cancer du gros intestin, rectum excepté.

Ce sont là évidemment des résultats peu brillants; aussi se basant sur ces chiffres, certains chirurgiens, et pas des moins autorisés, se sont demandé s'il ne valait pas mieux abandonner toute idée d'ablation des néoplasmes malins de l'intestin et ont proposé de substituer la cure palliative à la cure radicale.

Le professeur Albert, entre autres, se prononce dans ce sens et il dit : « A mesure que les résultats de l'opération radicale » deviendront plus satisfaisants, cette amélioration se fera » sentir aussi dans l'opération palliative. Dans les premiers, les » succès seront plus grands; dans la seconde, les dangers » deviendront moindres ».

L'opinion du professeur Albert est-elle bien justifiée? Nous nous permettons d'en douter, quelle que soit la valeur considérable de celui qui la professe.

Avec Maydl, le professeur Albert admet en effet que la durée de la maladie abandonnée à elle-même peut être évaluée à un an. Si donc nos opérés arrivent à vivre plus d'un an après l'opération, nous pourrons nous flatter au moins de ne pas leur avoir été inutiles. Eh bien, il nous suffira de citer ici les cas de Rindfleisch où les sujets étaient encore en parfaite santé. 16, 19 mois et même 6 ans après l'opération. Dans ce dernier cas, nous devons à la vérité de dire qu'il s'agissait d'un sarcome.

On nous objectera peut-être que ce sont là des exceptions heureuses; qu'importe, puisque étant donné un cas nous sommes dans l'impossibilité de prévoir dans quelle catégorie il rentrera au point de vue de la survie opératoire.

Enfin lorsque le malade échappe aux dangers de l'opération, n'est-il pas du moins pour quelque temps parfaitement soulagé, n'est-il pas débarrassé de ces troubles digestifs, de ces poussées successives d'occlusion intestinale qui, à chaque instant, viennent troubler ou menacer son existence. Sans nous faire ici l'apôtre et le défenseur des opération de complaisance, ne sommes-nous pas fondé à dire que le chirurgien doit donner au moins pour quelques mois à ces malheureux malades une amélioration de leur état et l'espoir d'une guérison définitive ?

Cette amélioration et cet espoir pourront aussi être obtenus, il est vrai, par des opérations palliatives, par l'entéro-anastomose en particulier, et il nous suffira de citer ici les cas de Boiffin et de Littlewood, mais ces opérations n'ouvrent pas la porte à l'idée d'une guérison radicale.

Nous aurions voulu à ce sujet comparer la survie après l'opération radicale et après l'opération palliative. Malheureusement les cas répartis dans la science sont trop peu nombreux ou rapportés d'une façon trop peu complète pour que nous ayons pu faire ce parallèle entre les deux interventions.

Doit-on toujours et quand même rechercher la cure radicale, doit-on toujours tenter l'extirpation du néoplasme? Il nous faut ici rechercher quelles peuvent être les contre-indications à cette cure radicale.

Parmi ces contre-indications, il en est une qui est à peu près absolue. Cette contre-indication, dont l'importance est à peu près admise par tous les auteurs, n'est autre que l'occlusion aiguë qu'on rencontre si souvent chez nos malades.

Si l'on songe en effet aux conditions dans lesquelles ces malheureux sont apportés alors sur la table d'opération, on conçoit facilement combien il importe de les soulager par une intervention de courte durée.

Leur cœur sans énergie, leurs poumons congestionnés, leur organisme tout entier affaibli par la résorption des toxines contenues dans le tube digestif ne sont pas de taille à supporter un choc opératoire important et une chloroformisation prolongée risque fort d'être pour eux le coup de grâce.

Du reste, si le sujet n'a pas été vu en dehors des accès d'occlusion pour lesquels il a recours au chirurgien, il est extrêmement probable que celui-ci ne pourra être réduit qu'à des suppositions plus ou moins probables en ce qui concernera le siége du néoplasme.

Dans ces conditions, l'opérateur se heurtera à bien des difficultés pour trouver le point de stricture.

Fait-il une petite incision, sa main s'égare entre des anses distendues de l'intestin et il ne trouve souvent pas le néoplasme.

Fait-il une incision assez longue pour se donner du jour, les anses intestinales font aussitôt hernie et se précipitent au dehors malgré les efforts des aides.

Même dans ce dernier cas on sera souvent obligé de procéder au déroulement du paquet intestinal pour trouver enfin plongeant dans l'excavation et sur la dernière partie de l'S iliaque, le corps du délit, le rétrécissement cancéreux.

Mais ce n'est là que le début, les difficultés augmentent quand il s'agit de remettre en place cet intestin distendu.

Malgré tous les moyens préconisés à ce sujet, malgré l'emploi de la serviette classique jetée sur la masse intestinale et rentrée dans le ventre, malgré l'emploi de ponctions capillaires, malgré l'introduction d'une sonde dans le bout supérieur, les coudes de l'intestin empêchent les gaz et les matières de se dégager librement par l'ouverture qu'on a dû pratiquer dans la paroi intestinale.

Et alors il faut voir cette lutte du chirurgien et de ses aides contre l'intestin indocile ne se laissant refouler en un point que pour mieux échapper par l'autre.

Encore heureux si durant cette période de l'opération les tuniques intestinales déjà altérées par la distension extrême ne viennent pas à céder brusquement nécessitant au moins une suture partielle ou une entérorraphie circulaire et risquant d'inoculer le péritoine.

Si nous voulions du reste citer des chiffres, nous pourrions prendre ceux que donne Peyrot dans sa remarquable thèse d'agrégation, et nous verrions combien défavorables sont les résultats de la recherche directe de l'obstacle dans les cas d'occlusion intestinale. Encore que, comme le fait remarquer judicieusement l'auteur, beaucoup d'observations n'aient pas été publiées, les opérateurs ayant préféré les garder dans leurs cartons.

Il reste donc convenu que la cure radicale ne doit être tentée qu'en dehors des accidents d'occlusion.

C'est là l'opinion généralement admise aujourd'hui, c'est celle d'Artus, c'est aussi celle de Baillet.

A part l'occlusion intestinale, existe-t-il d'autres contre-indications?

Il est à peine nécessaire de signaler ici toute trace de généralisation et il ne viendra à l'idée de personne d'opérer un malade chez lequel on aura trouvé dans un viscère des foyers secondaires.

Quant à la question d'étendue du néoplasme, il est bien plus difficile de se prononcer.

Il est certain qu'on doit abandonner toute idée de cure radicale si l'extirpation doit nécessiter des dégâts considérables. Nous ne saurions ici conseiller d'imiter cet opérateur qui vit son malade mourir une demi-heure après qu'il lui eut enlevé 7 centimètres de côlon transverse, le pylore, presque tout le duodénum et une partie de l'intestin grêle.

Dans la cure du cancer du gros intestin, plus peut-être qu'en toute autre opération abdominale, le chirurgien doit avant tout savoir s'inspirer des circonstances. Il guidera sa conduite d'après les lésions que la laparotomie lui permettra de constater et après être parti avec l'idée de faire une cure radicale, il devra savoir parfois battre en retraite et se contenter d'une opération palliviate

Etant admis que la cure radicale peut être tentée, quel est le procédé qui méritera la faveur du chirurgien?

D'après ce que nous avons dit dans le chapitre précédent, il a été facile de pressentir que toutes nos préférences vont aux méthodes lentes.

Cependant, à l'heure où la résection suivie d'entérorraphie immédiate a trouvé des défenseurs aussi nombreux que brillants, nous ne saurions avancer une pareille opinion sans essayer au moins de l'étayer sur des chiffres.

En analysant les 89 observations que nous rapportons plus loin, nous devons, pour établir ce parallèle, en écarter un certain nombre, les n⁰⁵ 8, 31, 34, 35, 37, 76, parce qu'on a opéré au milieu d'un accès d'occlusion, les n⁰⁵ 33, 51, 52, 82, 84, qui méritent de former un groupe à part en raison même de la méthode suivie, les n⁰⁵ 38, 63, 64, parce qu'on a opéré alors *in extremis,* enfin le n° 77 où les détails de l'opération sont par trop incomplets.

Il nous reste donc 74 observations que nous pourrons diviser en deux catégories bien distinctes.

Dans un premier groupe, nous classerons celles où l'on a fait la résection suivie d'entérorraphie immédiate. Nous trouvons ici 55 observations avec 24 morts et 31 guérisons, soit une proportion de 56 0/0 de succès.

Dans un second groupe, nous réunirons les cas où, après résection, on a créé un anus contre nature. Ici, 19 opérations fournissent 15 guérisons et 4 morts, soit 84 0/0 de succès.

Le résultat était facile à prévoir, la résection simple avec formation d'un anus contre nature donne des résultats bien supérieurs à ceux fournis par la résection suivie d'entérorraphie.

Les partisans de la résection avec entérorraphie immédiate opposeront à ce chiffre l'horrible infirmité constituée par l'existence d'un anus contre nature. Mais leur procédé met-il donc complètement le malade à l'abri de toute formation de trajet fistuleux? Il nous suffira de citer Bloch qui, sur 12 malades, note 5 fois l'existence d'une fistule.

De plus, l'anus contre nature n'est pas toujours au-dessus des ressources de l'art. Bien des fois, on a guéri les sujets de l'anus contre nature qui avait été créé ch..z eux à la suite de la résection d'un néoplasme intestinal.

Nous pouvons donc, par les procédés lents, arriver au même résultat que par les procédés rapides, et cela en faisant courir aux malades des risques beaucoup moins grands.

Prenons, en effet, 100 malades atteints de cancer du côlon placés dans des conditions telles qu'ils soient justiciables de la cure radicale.

Pratiquons d'abord chez eux la résection simple avec formation d'un anus contre nature. Nous noterons 84 guérisons et 16 morts.

Appliquons l'entérotome à ces 84 survivants.

Si nous nous en rapportons à la statistique de Gœlz citée dans le Traité de Duplay et Reclus, l'entérotomie avec ana-plastie donne 76 0/0 de guérisons, 20 0/0 de résultats nuls et 2 0/0 de morts. Donc, sur nos 89 malades, nous en aurons ainsi 63,84 de guéris.

Et encore, sur les 12,76 qui resteront vivants, mais porteurs de fistules, nous pourrons faire l'entérectomie.

Or, cette entérectomie appliquée à la cure de l'anus artifi-ciel donne, toujours d'après Gœlz, 59 0/0 de guérisons, soit pour nos 12,76 malades, 7,52 de guéris.

En somme, sur 100 malades, nous en aurons guéri 71 0/0, au lieu de 56 0/0 que donne la résection suivie de réunion immédiate.

Encore une fois le procédé est moins élégant, mais que peuvent l'élégance et la rapidité si elles vont contre l'intérêt des malades ?

Il nous est permis cependant de nous demander si nous ne nous sommes pas exposé à l'erreur en mettant dans un même groupe de 19 interventions des observations qui se rapportent à des cancers situés en des points différents du côlon. Le cancer du cœcum, en particulier, semble jouir d'une certaine individualité et par sa fréquence et aussi par la disposition et les rapports de l'organe qu'il envahit.

Nous avons donc rassemblé dans un même groupe celles de nos 19 observations qui se rapportent à des cancers du cœcum : ce sont celles que désignent les n°s 2, 4, 7, 9, 11, 60, 71.

Or, sur ces 7 cas, nous notons 2 morts et 5 guérisons, soit 71 0/0 de succès.

Ce résultat est encore sensiblement supérieur à celui fourni par la résection avec entérorraphie immédiate, et nous ne pouvons souscrire aux conclusions de Matlakowsky, qui dit dans son mémoire sur la résection du cœcum :

« La résection avec l'entérorraphie faite immédiatement est » la méthode idéale et on doit y procéder dans toutes les tumeurs » néoplasiques et inflammatoires du cœcum.

» L'anus artificiel ne doit jamais être fait après une résec- » tion du cœcum, à l'exception des cas d'occlusion aiguë : on » doit faire dans tous les cas l'entérorraphie ou, si celle-ci est » impossible, l'entéro-anastomose ».

Certainement en nous basant sur les résultats mêmes de notre statistique, les tumeurs du cœcum se prêtent peut être moins que celles de l'S iliaque aux opérations lentes, mais l'entérorraphie immédiate donne encore des résultats plus mauvais.

Nous croyons donc avoir prouvé dans ce qui précède la supériorité des procédés lents et cela d'une façon certaine, indiscutable.

Parmi ces procédés, il en est un qui mérite d'attirer d'une façon toute spéciale l'attention de l'opérateur, c'est celui préconisé par le professeur Bloch.

En ce qui concerne le premier temps de l'opération, la méthode de Bloch sera certainement supérieure aux autres, car la création de l'anus contre nature n'ayant lieu qu'après formation d'adhérences isolant complètement la cavité péritonéale, les chances d'infection seront considérablement réduites.

Cette première partie de son procédé, Bloch l'a exécutée deux fois avec succès.

Mais Bloch s'est proposé mieux encore, il a songé, comme nous l'avons dit, à faire la cure de l'anus contre nature par une entérorraphie extra-péritonéale.

Cette cure, il ne l'a tentée qu'une fois, et il est juste de dire que le succès n'a pas récompensé ses efforts puisque les sutures intestinales ont lâché et qu'il a dû faire dans la suite l'entérectomie; mais il nous semble qu'il y a là une tentative qui mérite d'attirer l'attention et, le cas échéant, cette entérorraphie extra-péritonéale pourra être essayée.

Cette partie de l'opération n'expose du reste nullement le malade, et si elle ne réussit pas, on pourra toujours employer l'entérotome ou faire l'entérectomie. Ce procédé de Bloch est celui que nous décrirons dans le chapitre suivant, tel qu'il ressort pour nous de la lecture du mémoire de l'auteur, mais nous faisons bien remarquer que cette cure extra-péritonéale de l'anus contre nature, Bloch ne l'a tentée qu'une seule fois et sans succès.

Ce que nous croyons pouvoir recommander sans réserve, c'est la traction à l'extérieur de la partie malade, c'est la résection ultérieure de cette tumeur. Quant à la cure de l'anus contre nature, si elle ne peut pas se faire par le procédé de Bloch, on aura recours à l'entérotome ou à l'entérectomie. Le mode d'emploi de l'entérotome et le manuel de l'entérectomie étant bien connus, nous nous dispenserons de les décrire dans notre chapitre consacré à la technique.

En résumé, l'opération de la cure radicale du cancer du côlon peut donner une mortalité de 20 0/0 environ, c'est-à-dire précisément le chiffre fixé par Auber pour la cure radicale du cancer du rectum.

Cette mortalité de 20 0/0 ne sera-t-elle pas réduite? Il est permis de l'espérer et les résultats seront d'autant plus brillants que l'intervention aura été plus précoce. Mais ici nous nous heurtons à un point des plus délicats.

L'intervention précoce dépend évidemment d'un diagnostic hâtif. Or, malgré tous les progrès réalisés, il faut bien avouer qu'à l'heure actuelle il n'existe aucun signe pathognomonique du cancer du côlon.

Nous n'avons point l'intention d'entreprendre ici l'étude de ce diagnostic, étude si souvent faite et pourtant encore si incomplète. Mais constater notre impuissance en ce qui concerne ce diagnostic, n'est-ce pas justifier et recommander la laparotomie exploratrice qui pourra souvent devenir le premier temps d'une opération plus active?

CHAPITRE IV

Préparation du malade. — Technique.

Ainsi que nous l'avons indiqué précédemment, on ne tentera la cure radicale du cancer du côlon qu'en dehors des accès d'occlusion, on n'opèrera qu'à froid. On pourra donc faire subir au malade une préparation destinée à le placer dans les meilleures conditions possibles.

Sera-t-il bon d'administrer un purgatif?

Il est permis tout au moins d'être hésitant; si le degré de stricture est assez considérable, il pourra fort bien se faire que les purgatifs soient mal supportés et qu'ils amènent une accumulation de matière au-dessus de la stricture au lieu de produire l'évacuation désirée.

Dans tous les cas, on n'imitera pas certains chirurgiens étrangers qui ont donné à leurs malades des purgatifs drastiques. On procédera au contraire avec douceur, on tâtera en quelque sorte la susceptibilité de son sujet au moyen d'un purgatif léger, et si cette susceptibilité n'est pas exagérée, on procédera à l'administration de purgatifs répétés.

L'évacuation du bout inférieur n'est pas non plus à dédaigner. On donnera dans les jours qui précèderont l'opération des lavements à base de follicules de séné qui, comme on le sait, agissent d'une façon toute spéciale sur la contractilité de la fibre musculaire de l'intestin.

On donnera également des lavements d'eau boriquée pour assurer dans la limite du possible l'asepsie du bout inférieur.

On ne négligera pas la désinfection par la voie buccale.
Le régime lacté sera institué et on lui adjoindra les antiseptiques que les travaux de Bouchard ont démontré convenir plus
particulièrement à l'antisepsie intestinale ; on donnera, par
exemple, un mélange de naphtol et de salicylate de bismuth.
Il est encore bien évident que, sans retarder par trop l'intervention, on ne choisira pas pour opérer, les jours qui suivront
immédiatement l'une de ces poussées d'occlusion qui se rencon-
trent si fréquemment chez les malades.

En ce qui concerne les précautions antiseptiques, il n'y a rien
de particulier à noter ici, et si le sujet n'est pas trop affaibli, il
sera bon de lui donner un bain la veille du jour fixé pour
l'opération.

Opération.

L'intervention recommandée par Bloch comprend trois
temps bien tranchés, ou pour mieux dire trois opérations successives :

PREMIER TEMPS. — Il peut se subdiviser en :

A. Section de la paroi abdominale.

B. Traction de l'anse malade au dehors de la cavité abdominale.

C. Fixation de l'anse intestinale dans cette nouvelle position.

D. Fermeture partielle de la plaie abdominale.

A. *Section de la paroi abdominale*. — En ce qui concerne le
siège et la direction à donner à cette ligne d'incision, nous
croyons qu'il convient de diviser les cas en deux séries bien
nettes, selon que l'examen n'a pu déceler ou au contraire a
nettement démontré la présence d'une tumeur.

Dans le premier cas, quels que soient les symptômes observés
chez le malade, quels que soient les signes de présomption, le
chirurgien part à la découverte, il fait une laparotomie qui sans

doute ne sera le plus souvent que la première étape d'une intervention active, mais qui pourra aussi être purement exploratrice et constituer à elle seule toute l'opération.

Dans ces conditions, le chirurgien devra donc employer l'incision, qui lui permettra et de bien explorer la cavité abdominale et aussi de refermer facilement et sûrement cette
cavité.

L'incision sur la ligne blanche remplit toutes ces conditions
et c'est à la laparotomie médiane qu'on devra alors avoir
recours. Avec cette incision, la main pourra être facilement
introduite dans la cavité péritonéale et, partant du cœcum, elle
se rendra facilement compte des modifications survenues dans la
consistance des tuniques intestinales, elle appréciera le volume
de la tumeur, l'étendue des adhérences, l'infiltration possible
du mésocôlon, des ganglions et parfois aussi du foie ou des
autres viscères.

L'œil enfin plongera facilement par la boutonnière médiane
et viendra aider le toucher pour la détermination exacte des
caractères présentés par le néoplasme.

Cependant nous savons que l'incision médiane ne conviendra
pas toujours au point de vue de la traction de l'anse malade
jusqu'au dehors de la cavité abdominale. Si sur le cadavre il
est en général assez facile de tirer à l'extérieur à travers une
ouverture médiane le cœcum pourvu d'un méso assez développé, il n'en sera plus de même chez le malade, car on se heurtera alors aux difficultés créées et par la résistance de la paroi
et aussi par les adhérences.

Si le néoplasme est constitué et placé de telle façon qu'on ne
puisse l'attirer au dehors, même en usant du procédé auxiliaire
que nous exposerons plus loin, il n'y aura pas à hésiter, il fau-
dra rapidement faire une autre incision mieux disposée et
fermer la première ouverture.

Quelle sera la direction de cette seconde incision, qui forcément sera latérale ?

Qui dit incision latérale, dit section totale des fibres musculo-aponévrotiques de la paroi antéro-latérale de l'abdomen.

Or, comme le fait remarquer Baillet, « trois plans muscu-
» laires sont ici superposés dont les fibres constituantes s'en-
» trecroisent dans des directions différentes ; il en résultera donc
» que, quelle que soit la direction de l'incision, elle coupera tou-
» jours plus ou moins obliquement au moins deux plans mus-
» culaires ; or, l'une d'entre elles les coupe tous les trois, c'est
» l'incision verticale ; elle donnera donc plus de chances d'éven-
» tration que les deux autres, c'est une raison pour l'éviter ».

L'incision lombaire, qui a été employée plusieurs fois pour la résection du cœcum, ne nous semble pas plus recommandable par suite du peu de jour qu'elle donne.

L'incision qui nous parait être la meilleure est celle déjà préconisée par Camus, c'est sensiblement celle de la ligature de l'artère iliaque externe.

On fera donc une incision de 15 centimètres environ, dirigée obliquement de haut en bas et de dehors en dedans, incision parallèle à l'arcade de Fallope mais à deux travers de doigt au-dessus de cette ligne. L'incision se recourbera un peu en haut dans sa partie externe, de manière à constituer une courbe à concavité tournée sur l'ombilic.

Cette longueur de 15 centimètres et cette direction de l'incision permettront à droite un accès facile sur le cœcum et à gauche une exploration complète du coude de l'S iliaque. Or, nous le savons, ces deux points sont très fréquemment le siège des lésions cancéreuses du gros intestin.

Dans la seconde série des cas, dans celle où une tumeur est nettement appréciable à la palpation, le siège de cette tumeur fixera le chirurgien sur l'incision à pratiquer.

Est-ce dans la fosse iliaque droite ou gauche qu'on trouve la tuméfaction? C'est l'incision que nous venons d'indiquer qui sera de mise. Siége-t-elle sur la ligne médiane? C'est à la laparotomie médiane qu'on aura recours.

Ces derniers cas seront particulièrement favorables au point de vue du peu d'abondance de l'hémorrhagie et de la rareté de l'éventration consécutive.

Il n'y a rien de particulier à dire au sujet de la façon de procéder à la laparotomie; ce sont toujours les mêmes précautions, l'incision couche par couche avec une hémostase complète avant d'ouvrir la cavité péritonéale.

Cependant nous savons que la tumeur peut avoir contracté des adhérences avec la paroi abdominale ou plutôt cette paroi peut être infiltrée par le néoplasme. On s'apercevra assez facilement dès les premiers coups de bistouri de cette complication et on y portera remède non point en cherchant à détacher les adhérences, ce qui pourrait amener une déchirure de l'intestin altéré, mais en circonscrivant par une incision elliptique la partie atteinte. Cette manière de procéder conduira souvent à l'éventration ultérieure, mais nous savons qu'en matière de cancer, il faut toujours dépasser hardiment les limites du mal si l'on veut pouvoir espérer une guérison de quelque durée.

S'il existait une fistule, on prendrait les précautions usitées dans le traitement par l'entérectomie des fistules pyostercorales. On désinfecterait le trajet, on y passerait la curette et on effacerait la cavité soit en suturant ses deux lèvres externes, soit en la bourrant de gaze iodoformée. On circonscrirait ensuite par une incision elliptique la zone avoisinant l'orifice externe de la fistule.

Dans tous les cas, l'incision une fois faite, le chirurgien devra explorer la tumeur, se rendre compte de ses connexions, de l'état des ganglions et il pourra alors opter er connaissance de cause pour la cure radicale ou pour le traitement palliatif.

B. *Traction de l'anse malade au dehors de la cavité abdomi-nale.* — Le chirurgien s'étant convaincu de la possibilité de tenter la cure radicale, il saisit avec la main l'anse malade et doucement essaie de la mobiliser.

La tumeur peut être libre ou adhérente. Les adhérences les plus fréquentes seront celles avec l'intestin grêle, l'estomac, les ovaires, l'épiploon et la paroi. Les premières seront détachées avec le plus grand soin afin d'éviter la déchirure des tuniques intestinales, l'épiploon adhérent sera réséqué et lié; quant aux adhérences avec la paroi, nous nous sommes déjà expliqué à leur égard.

L'anse une fois libre dans la cavité abdominale, le chirur-gien tentera prudemment de l'attirer dans la plaie pour lui faire faire hernie au dehors.

Cette traction ne sera pas toujours facile et cela tiendra, comme nous l'avons dit plus haut, soit au siège du néoplasme, soit à l'envahissement du méso qui aura perdu sa souplesse.

Pour remédier dans la limite du possible aux difficultés que présente ce temps de l'opération, Bloch a proposé de faire dans le péritoine des incisions libératrices.

Il a lui-même mis à profit cette façon de procéder, et chez sa dernière malade il a fait deux incisions parallèles à la direction du côlon descendant, ce qui lui a permis d'attirer au dehors 20 centimètres d'intestin.

Ces incisions seront faites parallèlement à la direction du méso et elles porteront sur le péritoine pariétal dans le voisi-nage de la ligne où le méso se continue avec ce feuillet. Par suite même de la situation latérale des incisions par rapport au pédicule du méso, on voit que les vaisseaux mésentériques ne seront pas intéressés et qu'on n'aura pas à redouter le sphacèle de l'intestin.

Le chirurgien devra encore à ce moment énucléer au bistouri ou enlever à la curette les ganglions mésentériques dégénérés, du moins quand le nombre de ces ganglions ne sera pas par trop considérable. Alors seulement l'opérateur attirera au dehors et la partie malade et une certaine longueur des parties saines en amont et en aval de la tumeur.

C. *Fixation de l'anse dans cette nouvelle position.* — Aussitôt l'anse amenée au dehors, on passera à travers son méso, en ménageant les vaisseaux mésentériques une ou plusieurs broches entourées de gaze iodoformée.

On pourrait donc ainsi, suivant la méthode de Maydl, laisser les adhérences se faire spontanément, mais il sera certainement préférable d'employer conjointement la suture. Quelques points au catgut fin rapprocheront les lèvres de la plaie péritonéale du revêtement séreux de l'intestin sain. On rétrécira ensuite au moyen d'une suture au catgut la portion médiane de la plaie faite au péritoine pariétal.

On fera donc une suture en surjet des deux lèvres péritonéales et cela à travers le mésocôlon. On évitera bien entendu de blesser les vaisseaux mésentériques. La suture sera à points espacés; on tirera peu sur le catgut afin de ne pas étrangler les vaisseaux du mésocôlon, ce qui pourrait amener le sphacèle de l'anse.

Les deux angles de la plaie musculo-cutanée seront ensuite réunis par deux plans de sutures en étages. Enfin, la plaie sera garnie de gaze iodoformée modérément serrée et un pansement composé de gaze iodoformée et d'ouate hydrophile sera placé sur la paroi abdominale, mettant ainsi la cavité péritonéale à l'abri de toute infection.

DEUXIÈME TEMPS. — *Résection de la tumeur.* — *Entérorra-*

phie. — Du 10ᵉ au 15ᵉ jour, alors que selon toute apparence la fermeture complète de la cavité péritonéale aura été obtenue par la formation d'adhérences, on pratiquera la résection de la tumeur.

On attaquera celle-ci lentement, prudemment, à coups de ciseaux, de façon à ne pas provoquer de la part du mésocôlon une traction brusque sur les adhérences. On devra dépasser de 1 à 2 centimètres les limites du néoplasme, tailler en tissu sain, et c'est ici qu'on reconnaîtra combien il est utile d'attirer dans le premier temps, au dehors de la cavité abdominale, non seulement la partie atteinte mais encore une certaine étendue des parties saines en amont et en aval de la tumeur.

Après avoir lié au besoin quelques artérioles et après avoir lavé les deux bouts de l'intestin avec une solution antiseptique faible, on tentera l'entérorraphie circulaire.

Cette suture intestinale sera celle dite de Lembert-Czerny, dont l'expérience a démontré les nombreuses qualités.

La résection de la tumeur peut ne pas être suivie d'entérorraphie immédiate, le chirurgien pourra préférer ajourner à plus tard ce rétablissement de la continuité du tube intestinal afin de surveiller la récidive toujours possible.

Il y aura malheureusement un inconvénient à agir ainsi, car les bouts d'intestin isolés se rétracteront rapidement et l'entérorraphie extra-péritonéale ne pourra être tentée par suite du manque d'étoffe intestinale. On aura alors recours, comme nous l'avons déjà dit, à l'entérotome et à l'entérectomie.

Cette résection du néoplasme est très peu douloureuse et, à l'exemple de Bloch, on pourra la faire sans anesthésie.

L'opération finie, on placera de nouveau sur la plaie un pansement à la gaze iodoformée et à la ouate hydrophile. On attendra ensuite que sous ce pansement la suture intestinale fasse ses preuves de solidité.

TROISIÈME TEMPS. — *Réduction de l'intestin.* — *Fermeture de la plaie abdominale.* — Une quinzaine de jours après l'intervention précédente, si la suture intestinale a réussi, si l'état général du sujet s'est suffisamment amélioré, si les selles sont devenues normales, on pourra songer à réduire l'anse herniée.

Le malade étant anesthésié et toutes les précautions antiseptiques ayant été prises, la plaie en particulier ayant été minutieusement lavée d'abord au sublimé faible, puis à l'eau bouillie, le chirurgien utilisant le tracé de la première incision détruira les adhérences à l'aide du bistouri et des ciseaux.

On devra ici faire une dissection extrêmement prudente, et il vaudra mieux laisser quelques parcelles de paroi adhérentes à l'intestin plutôt que de risquer d'altérer la solidité de ses tuniques.

L'anse intestinale encore une fois épongée avec des compresses antiseptiques sera ensuite repoussée doucement dans la cavité abdominale, et celle-ci sera refermée à l'aide d'une suture à étages.

Le pansement, comme pour toute laparotomie, sera fait ensuite avec le plus grand soin.

SUITES OPÉRATOIRES. — Les soins à donner aux malades après l'exécution de chacun des trois temps de l'opération ne doivent prêter à aucune considération spéciale.

Le sujet sera évidemment traité comme tous les grands opérés, comme tous les malades soumis à une intervention sur les organes de la cavité abdominale.

Le collapsus sera certainement très rare, par suite même du peu de durée de chacune des interventions. C'est ainsi que Bloch a pu exécuter une fois en vingt-huit minutes et une autre fois en trente-six minutes le premier temps de l'opération, la fixation au dehors de la tumeur. Et encore il s'agissait, en second lieu, d'un cas tout particulièrement difficile, tant par

le volume de la tumeur que par l'étendue des lésions péritonéales.

Quant à la nourriture, elle devra avant tout se composer de
lait et de bouillon. Ce n'est que quelques jours après la réduction de l'intestin qu'on pourra se départir de cette rigueur et
donner au malade des aliments solides.

REMARQUES. — La technique que nous venons d'exposer est
celle de Bloch c'est celle du moins qui ressort pour nous de la
lecture des deux observations qu'on lira plus loin, mais encore
une fois, si l'on rencontrait dans son exécution des difficultés
insurmontables, il faudrait en revenir à la résection avec
fixation des deux bouts à la paroi. On aurait ensuite le loisir
de surveiller le récidive et de faire la cure de l'anus contre
nature ainsi créé.

Il nous reste enfin quelques mots à dire concernant un cas
particulier, celui où l'appendice iléo-cœcal est seul atteint par
le néoplasme. Ce cas sera certainement peu fréquent. Les tumeurs malignes primitives de l'appendice sont très rares,
puisque Lafforgue n'a pu réunir que neuf observations de carcinome ou d'épithélioma.

Quoi qu'il en soit, si après laparatomie le chirurgien tombait
sur un néoplasme de l'appendice cœcal, c'est à la résection de
l'organe et à l'enterorraphie immédiate qu'il devrait avoir
recours.

CHAPITRE V

OBSERVATION I (inédite).

Epithélioma du côlon descendant.

Devoxe

Mᵐᵉ B..., âgée de 60 ans, se plaint depuis sept à huit mois de constipation opiniâtre alternant de temps en temps avec la diarrhée, mais son médecin, M. le Dʳ Solles, qui a eu fort souvent l'occasion de la voir et de la soigner, fait remonter à cinq ou six ans les troubles intestinaux dont souffre Mᵐᵉ B... A deux reprises, elle s'est aperçue que ses garde-robes contenaient une petite quantité de sang noirâtre.

Quand j'examinai cette femme pour la première fois, au mois de mai 1893, avec M. le Dʳ Solles, je constatai dans la fosse iliaque gauche une tuméfaction vague, un peu allongée verticalement, peu douloureuse à la pression. Le ventre était souple et nullement tendu. On ne trouvait aucun ganglion malade ni dans l'abdomen, ni dans les régions inguinales.

Le toucher rectal et le toucher vaginal ne décelaient aucune lésion. L'état général était bon, sans aucune apparence de cachexie. Mais la malade, qui éprouvait depuis quelque temps une sensation de gêne dans la région hypogastrique et des difficultés croissantes de la défécation, réclamait à grands cris une opération.

Le 7 juin 1893, avec l'aide de MM. les Dʳˢ Solles et Binaud, je fis une incision sur la ligne médiane de l'abdomen, entre l'ombilic et le pubis. Cette incision de 10 centimètres de longueur me permit d'introduire la main dans la cavité abdominale et d'explorer spécialement le flanc et la fosse iliaque gauche.

Ayant trouvé que la partie inférieure du côlon descendant était occupée par une tumeur, je l'attirai au dehors, puis je plaçai une longue pince caoutchoutée au-dessus et au-dessous du néoplasme à deux travers de doigt de lui. Cela fait, je pratiquai la résection de toute la portion malade avec des ciseaux. Cette portion avait à peu près 10 centimètres de longueur. Une petite portion du mésocôlon qui était envahie par la tumeur fut également enlevée. La cavité abdominale était, pendant ce temps, protégée par des compresses, d'une manière efficace. Ensuite, les deux bouts de l'anse intestinale furent accolés l'un à l'autre comme les deux canons d'un fusil, et par de nombreux points de suture soigneusement faits, ils furent fixés aux lèvres de la plaie des parois abdominales.

Les suites de l'opération ne laissèrent rien à désirer, aucune complication ne paraissait, si bien que quinze jours plus tard la malade pouvait se lever. L'anus artificiel fonctionna régulièrement, se rétrécit, laissant passer de temps en temps des matières fécales solides, sans qu'il survînt à aucun moment ni prolapsus de la muqueuse, ni irritation des bords, ni aucun autre accident plus ou moins fâcheux.

Au bout de six mois, quand il fut bien reconnu qu'en aucun point il n'y avait apparemment récidive, je me décidai à combler les vœux de la malade naturellement désireuse d'être débarrassée de son infirmité. J'appliquai sur l'éperon qui séparait les deux bords de l'anus artificiel une longue pince à forcipressure, mais le soir même, la garde-malade trop zélée, pour faire cesser les vives plaintes de la patiente, enleva la pince, et le lendemain je ne pus réussir à persuader à ma malade qu'il était nécessaire de recommencer la petite opération. Elle déclara qu'elle aimait mieux garder son infirmité tout le reste de sa vie. Je fus donc obligé de procéder autrement.

Le 2 décembre 1893, et de nouveau avec l'assistance de MM. les Drs Solles et Binaud, la malade étant anesthésiée, je coupai d'un coup de ciseaux prudent et un peu craintif l'éperon intestinal et, immédiatement après, je tentai l'occlusion de l'anus suivant les indications de M. le Dr Chaput. J'avivai le pourtour de l'orifice de la paroi abdominale, puis je disséquai au-dessous l'intestin accolé sans ouvrir la cavité péritonéale. J'avivai également le pourtour de la muqueuse, je décollai cette membrane dans l'étendue de quelques millimètres, et au moyen de nombreux points de suture avec de la soie fine, je réunis à elle-même cette membrane par sa face profonde, cruentée. Par dessus, je fis un nouveau plan de suture comprenant les autres tuniques intestinales ou leurs débris, et je terminai par la suture des parois de l'abdomen. Cette occlusion réussit à souhait, et j'obtins une réunion par première intention. Pendant les jours précédents et les quelques jours qui suivirent, la malade a été soumise à une diète assez sévère. Très vite, les matières fécales sortirent par l'anus naturel.

Depuis ce temps-là — et la malade a été revue ces jours-ci — les fonctions intestinales se sont effectuées d'une manière tout à fait satisfaisante.

Il n'y a ni constipation ni diarrhée, les matières fécales ont leur forme et leur couleur normales. Il n'y a jamais de coliques. La malade surveille avec soin son régime alimentaire. Il y a seulement au niveau de la plaie opératoire une légère éventration que maintient convenablement une ceinture hypogastrique. L'état général est excellent.

La tumeur, examinée par M. Solles, occupait tout le cylindre intestinal sans déterminer dans sa cavité une saillie trop considérable.

Le néoplasme avait envahi les tuniques muqueuse et musculaires, en présentant en dedans une surface mamelonnée. Au microscope, on a trouvé tous les caractères bien connus de l'épithélioma cylindrique.

OBSERVATION II (inédite)

Epithélioma du côlon ascendant.

Dumora

La nommée Irma I...., âgée de 36 ans, exerçant la profession de lingère, entre à l'hôpital Saint-André le 3 novembre 1893.

Père mort à 40 ans ; aucun renseignement sur la cause de sa mort.

Mère vivante et jouissant encore d'une excellente santé.

Pas de maladies antérieures, sauf des névralgies faciales qui ont disparu depuis deux ans.

Réglée à 14 ans ; règles très régulières durant de quatre à six jours.

A 25 ans, grossesse terminée par la mise au monde d'un enfant vivant et à terme.

Il y a 3 ans environ et sans cause apparente, la malade a commencé à ressentir des douleurs partant de la région lombaire et gagnant la racine des cuisses.

Il y a 6 mois, en se mettant au lit, la malade a failli tomber ; elle a dû, pour se retenir, faire un violent effort, et a senti, dit-elle, quelque chose se déplacer, se décrocher dans le côté droit du ventre.

A partir de ce moment, les douleurs ont considérablement augmenté. Elles sont prédominantes dans le flanc et l'hypochondre droits et augmentent au moment des règles.

Etat au moment de l'entrée : Facies pâle ; la malade marque plus que son âge. Le ventre offre une apparence normale. La palpation en est douloureuse, surtout dans le flanc et la fosse iliaque droite. Cette palpation permet de reconnaître une tumeur profonde, peu mobile, siégeant dans la fosse iliaque droite. Cette tumeur à des contours arrondis et ses limites, sauf l'inférieure, peuvent être difficilement saisies, étant donné surtout la douleur causée par l'exploration.

Rien du côté des autres appareils à part de la dilatation de l'estomac.

Le diagnostic porté est : ectopie rénale droite.

La malade sort le 15 novembre 1894, munie d'une ceinture élastique.

Elle revient à l'hôpital Saint-André le 12 juin 1895. Les douleurs sont plus vives et tout travail est devenu impossible.

Les symptômes déjà constatés ne se sont pas modifiés.

Le 28 juin, la malade ayant été purgée la veille et ayant pris depuis quelques jours du naphtol et du salicylate de bismuth, M. le professeur Demons procède à l'opération.

Une incision est faite couche par couche dans la région lombaire pour découvrir la loge rénale, pendant qu'un aide repousse le rein en haut et en arrière au moyen de la main appliquée sur la paroi abdominale antérieure. Cette incision permet de reconnaître que le rein droit est bien abaissé, mais qu'il existe aussi une tumeur indépendante de cet organe.

L'incision lombaire est alors prolongée en bas et en avant parallèle ment à l'arcade de Fallope, ce qui permet de découvrir une tumeur siégeant dans le côlon ascendant.

Cette tumeur est attirée au dehors ; une pince à mors flexibles et garnis de caoutchouc étreint le côlon au-dessus de la tumeur; une pince semblable est placée sur l'iléon. L'iléon est sectionné obliquement par rapport à son axe, tandis que le côlon est coupé perpendiculairement à ses génératrices. Les deux bouts de l'intestin sont ensuite réunis par une suture de Czerny-Lembert. La suture terminée, l'intestin est rentré dans la cavité abdominale, mais il est maintenu par un fil de soie passé à travers le méso. Suture du péritoine, suture musculaire, suture cutanée. Un drain est placé à la partie supérieure de l'incision. Pansement iodoformé.

Le 29 juin, la température, le soir est à 38,4. Le pansement n'est pas souillé.

Le 2 juillet, le pansement est changé. Il est souillé par un liquide brunâtre d'odeur fécaloïde. Le drain est laissé en place. Un peu de météorisme.

Le 13 juillet, le pansement est refait ; le fil de soie qui retenait l'anse intestinale est enlevé.

Le 16 juillet, la malade n'a pas beaucoup d'appétit. Le lait, le bouillon, le poisson sont pourtant tolérés en petite quantité. Le drain est enlevé ; un trajet fistuleux persiste.

Le 25 juillet, la malade se lève. L'appétit a un peu augmenté; les selles sont devenues régulières, elles ne contiennent ni sang ni pus.

Le 9 août, la malade continue à se lever, l'appétit est bon, les selles régulières. L'écoulement qui se produit par le trajet fistuleux a considérablement diminué ; le pansement n'est plus changé que tous les quatre ou cinq jours et il est à peine souillé.

La malade est restée ainsi pendant deux mois, avec un trajet fistuleux donnant peu.

Depuis le commencement de novembre, l'amaigrissement s'est prononcé, de l'œdème s'est montré du côté du membre inférieur gauche et, à l'heure actuelle, le 22 novembre 1894, on ne peut avoir de doute sur l'existence d'une récidive.

Examen de la pièce :

La tumeur enlevée mesure dix centimètres de hauteur et dix-sept centimètres de circonférence. Elle est dure au toucher et présente à sa surface des bosselures multiples dont le volume varie de la grosseur d'une noix à celle d'un grain de maïs.

La tumeur une fois fendue selon son grand axe, on trouve en allant de l'iléon vers le côlon :

1° Une partie d'intestin sain, d'environ 1 cent. 1/2 de longueur ;

2° La valvule de Bauhin dont la valve inférieure paraît souple et saine. Le cœcum n'est pas infiltré, mais il est petit, ratatiné. L'appendice iléo-cœcal est d'apparence normale ; il est un peu long et s'enroule autour du cœcum. La lèvre supérieure de la valvule de Bauhin est très augmentée de volume, considérablement déformée, très épaissie.

3° Le côlon ascendant, sur une longueur de 6 centimètres, est envahi par une tumeur bourgeonnante, et les parois de l'intestin sont épaissies, d'un blanc lardacé. Cette partie du côlon présente en son milieu une sorte d'étranglement, de telle manière que la tumeur a à peu près la forme d'un sablier.

4° Au-dessus de la partie envahie par la tumeur, on trouve environ 1 cent. 1/2 de côlon absolument sain.

L'examen microscopique a fourni les détails suivants :

A un faible grossissement, on constate que les glandes qu'on trouve en partant de la périphérie sont très allongées, leur calibre également est augmenté et leur canal central a disparu. Les tubes glandulaires sont limités à la périphérie par une couche mince d'aspect strié et fortement colorée.

A un fort grossissement, on constate que cette couche limitante, que nous venons de signaler, est formée par des noyaux allongés. Dans l'intérieur des tubes, on voit des noyaux plus pâles, plus volumineux et remplis de granulations.

Dans les espaces intertubulaires, on trouve un tissu conjonctif en voie de prolifération active infiltré de nombreuses cellules embryonnaires.

Au-dessous de cette couche, la muscularis mucosæ se montre avec ses caractères normaux, mais cependant avec une infiltration embryonnaire très notable.

Au-dessous, la couche cellulouse avec des vaisseaux atteints d'endar-
térite, et enfin, plus loin encore, les couches musculaires de l'intestin
avec une infiltration embryonnaire assez nette.

En somme, on a affaire à un épithélioma cylindrique.

OBSERVATION III

Cancer de l'S iliaque.

O. BIOCH, in *Nord Med. Arkiv.*, 1892.

Un menuisier de 36 ans, Jean S..., fut reçu le 11 novembre 1890,
avec le diagnostic d'occlusion intestinale due probablement à une
invagination.

Le 15 du même mois, on le fait passer en chirurgie, mais l'opération
peut être évitée.

On diagnostique la présence dans l'S iliaque d'un rétrécissement que
l'on suppose être de nature cancéreuse.

Le malade quitte l'hôpital le 6 décembre 1890 avec l'injonction d'y
revenir s'il se produisait de nouveaux symptômes d'iléus.

Il rentre le 7 janvier 1891.

Opération le 9 janvier.

Incision de 8 cent. dans la fosse iliaque gauche; l'S du côlon dans
lequel on sent une partie dure et tuméfiée est attirée à l'extérieur après
ligature et section d'une adhérence de l'épiploon. On fixe environ
25 cmt. d'intestin à la paroi abdominale, d'après la méthode de Maydl
avec une baguette de verre recouverte de gaze iodoformée, qu'on passe à
travers le mésocôlon, et aussi au moyen de sutures au catgut. Au milieu
de l'anse herniée se trouve la partie cancéreuse, longue d'environ 6 cent.

La plaie de la paroi abdominale est diminuée par des sutures au catgut.

A l'aide du thermocautère, l'ouverture de l'intestin est pratiquée
tranversalement au-dessus du point de stricture et, sur une longueur de
4 à 5 cmt., on introduit un drain très large dans le bout afférent de
l'intestin.

Pansements à la gaze iodoformée et à l'ouate hydrophile.

L'opération entière a duré 28 minutes.

Aucune trace de collapsus. Les matières s'écoulent à travers l'anus contre nature.

Le 27 janvier, 18 jours après l'opération, les adhérences entre l'intestin et la paroi abdominale sont très solides.

Le 8 février, résection de la partie cancéreuse, et application de 36 sutures au catgut pour réunir les parties saines de l'intestin.

Cette résection et cette reconstitution du tube intestinal se font sans danger, puisque l'opération se fait en dehors de l'abdomen, sans ouverture de la cavité péritonéale.

Deux jours après l'opération, les gaz passent par l'anus naturel. On administre de l'opium.

Pansement 15 jours après ; les sutures se sont partiellement rompues et la plaie est remplie de matières fécales.

La rupture est probablement due à la tension trop grande supportée par les sutures, par suite du ratatinement de l'intestin.

L'insuccès permet tout au moins de surveiller la récidive pendant 114 jours.

Le 31 mai 1891, tout étant sans modification, cure de l'anus contre nature (résection circulaire, suture au catgut, réduction, fermeture de la plaie abdominale).

Le huitième jour, après cette dernière intervention, le malade a des selles régulières.

Le 19 décembre 1891 c'est-à-dire, onze mois et demi après la résection, le malade succombe à un cancer du foie.

L'autopsie permet de constater que l'intestin a 7 cent. de diamètre au point réséqué et que la ligne des sutures, à peine visible, est recouverte d'un épithélium normal.

OBSERVATION IV

Cancer du côlon descendant.

O. BLOCH, *Hospitalstidende opigenelser of praktisk lœgekunst*, 24 octobre 1894.

Sophie K..., 24 ans, mariée, entre à l'hôpital, le 22 mars 1894.

Elle a toujours été bien portante, à part quelques troubles de la menstruation.

Il y a un an environ, fortes douleurs dans la fosse iliaque gauche. Ces douleurs surviennent particulièrement après le travail ou après l'ingestion de certains aliments : choux, pois.

Les douleurs deviennent plus fréquentes et nécessitent les soins d'un médecin. Celui-ci déclare à la malade qu'elle porte une tumeur dans le côté gauche de l'abdomen.

Les douleurs prennent bientôt le caractère de violentes coliques, tandis que les anses intestinales se dessinent nettement sous la paroi abdominale.

Constipation nécessitant l'emploi de laxatifs.

Fèces de forme naturelle ; pas de glaires, un peu de sang dans les selles.

Vomissements dans les trois derniers jours qui ont précédé celui de l'entrée à l'hôpital.

Quand la malade ne souffre pas, on peut sentir une tuméfaction dure et ferme dans le côté gauche du ventre. Cette tuméfaction a pour limites l'épine iliaque antéro-supérieure, un point situé à 4 centimètres de l'ombilic et enfin le rebord des fausses côtes. Elle est légèrement irrégulière, très dure, mobile et peu douloureuse à la pression. Quelques douleurs à la pression entre l'ombilic et la symphyse.

L'utérus, les poumons et le cœur sont normaux.

Température normale. Urines chargées d'urates.

L'huile de ricin et les grands lavements qui sont prescrits font disparaître les accidents, il se produit des selles très abondantes et d'un volume anormal. La tumeur cependant ne se modifie pas comme grandeur et consistance.

L'opération proposée est refusée par la malade qui rentre chez elle le 6 avril.

Le 20 avril, la malade revient à l'hôpital, elle a eu des vomissements fréquents, les selles ne se sont produites que sous l'influence de lavements. L'état général est mauvais. Le sommeil n'est obtenu qu'à l'aide de narcotiques.

Au moment de l'admission, le ventre est tendu et mesure 85 cent. de circonférence au niveau de l'ombilic. L'abdomen est douloureux à la palpation. Le toucher rectal est négatif; la température et l'urine sont toujours normales.

Dans les six jours suivants, absence de selles malgré l'emploi de lavements et de rhubarbe.

Le 26 avril, après avoir pris de l'huile de ricin et de l'eau d'Hunyadi Janos, la malade a dix selles abondantes. On peut alors sentir nettement la tumeur et la localiser dans le côlon descendant.

Opération le 5 mai 1894. — Anesthésie mixte, éther et chloroforme.

Incision le long du bord externe du grand droit du côté gauche. On trouve facilement un cancer du côlon descendant.

Le péritoine est incisé au point où le mésocôlon se continue avec le péritoine pariétal, ce qui permet d'une manière surprenante la mobilisation de la tumeur.

On isole très bien l'intestin malade et on l'attire au dehors tandis que le reste de l'intestin est maintenu dans l'abdomen au moyen de compresses de gaze stérilisée.

Afin de mobiliser complètement la masse cancéreuse qui gagne le côlon transverse, on incise le mésocôlon du côté droit du coude splénique.

Le processus cancéreux est tellement étendu sur le péritoine pariétal que l'opérateur se demande si la malade pourra supporter l'opération.

L'épiploon est lié en partie.

Trois baguettes de verre entourées de gaze iodoformée sont passées à travers le mésocôlon afin de maintenir au dehors et la partie cancéreuse et les parties saines avoisinantes.

On diminue l'angle inférieur de la plaie au moyen de 4 sutures dans le péritoine et 4 dans la paroi musculaire.

Afin de diminuer la plaie péritonéale, on réunit les deux lèvres de sa portion moyenne au moyen d'une suture en surjet. Cette suture est faite au catgut, et le fil est passé chaque fois à travers le mésocôlon. Le catgut est serré médiocrement pour ne pas gêner la circulation dans le mésocôlon.

L'intestin est alors entouré à sa base de gaze iodoformée.

Durée : 36 minutes.

Le morceau d'intestin ainsi fixé au dehors mesure 20 cent.

Pas de collapsus à la fin de l'opération.

Aussitôt après l'opération, la malade eut de fortes douleurs dans le membre inférieur droit et un peu plus tard des douleurs très vives dans l'abdomen, ce qui nécessita l'injection sous-cutanée d'un centigramme de morphine.

Pas de collapsus, température normale.

Le lendemain, émission de gaz et de matières par l'anus.

Les jours suivants, l'état reste bon ; les gaz et les matières continuent à passer par les voies naturelles, il n'existe aucun signe de péritonite.

Le troisième jour après l'opération l'alimentation consiste en lait, poisson, riz au lait et œufs.

A partir du 12 mai, viande bouillie, sherry, et eau.

Le 11 mai, le pansement est changé ; on le trouve souillé par des matières fécales.

Deux jours après, le pansement est encore souillé, mais il y a toujours des selles par l'anus.

Le 17 mai, c'est-à-dire 12 jours après la première intervention, incision de l'intestin au-dessus de la tumeur, incision portant seulement sur le tiers de sa circonférence. La baguette de verre placée au milieu est enlevée.

Pendant tout ce temps la température est restée normale le matin et le soir elle n'a dépassé 38° que cinq fois.

Le 20 mai on enlève les baguettes de verre, on passe à travers le mésocôlon un tube de Hildebrant et on procède à la résection de la tumeur en attaquant d'abord le bout central, puis la moitié périphérique. Cette résection nécessite sept ligatures.

Le bout central est fixé à la peau par plusieurs sutures ; quant au bout périphérique, son ouverture est suturée par seize points muqueux et quelques points de Lembert.

La partie qui sépare les deux bouts d'intestin a 4 cent. de largeur et 6 de longueur.

Cette opération a été faite sans anesthésie et elle n'a pas eu de retentissement sur l'état général.

Le 3 juin, la malade se lève et sous l'influence d'un régime tonique l'état général s'améliore rapidement.

Le 21 juin, on a essayé de fermer complètement le bout périphérique ; mais quelques jours après il s'ouvrit de nouveau.

Le 2 juillet, l'état est le suivant. La solution de continuité entre les deux bouts de l'intestin est guérie et se montre sous la forme d'une cicatrice de 4 cent. de longueur sur 1 à 2 cent. de largeur. Les forces sont bonnes, la malade a engraissé, elle ne souffre pas et peut marcher facilement.

Elle est alors exeatée.

Le 13 septembre 1891, c'est-à-dire plus de 3 mois après la première opération, la malade a beaucoup engraissé, elle ne souffre pas et peut se livrer à ses occupations habituelles.

La partie d'intestin réséquée mesure 17 cent. de longueur sur 10 cent. de diamètre. La lumière intestinale au point le plus petit admet le petit doigt. La muqueuse en divers endroits est fortement plissée ; en plusieurs points elle est ulcérée.

L'examen microscopique montre qu'on a affaire à un carcinome.

OBSERVATION V

Cancer du côlon ascendant.

LITTLEWOOD, *Lancet*, 13 octobre 1894.

Une femme âgée de 53 ans entre, le 10 septembre 1893, à l'hôpital de Leeds pour une obstruction intestinale à forme aiguë.

Jusqu'à ces derniers temps, la malade jouissait d'une santé parfaite,

5 Chavannaz

mais dans les deux ou trois derniers mois elle avait perdu ses forces et avait ressenti des douleurs fréquentes dans la région ombilicale et la partie inférieure du dos.

Quinze jours avant son entrée à l'hôpital, après une journée d'un travail pénible, elle avait ressenti une vive douleur dans le côté droit de l'abdomen.

Enfin, depuis quelques années, elle souffrait d'une constipation opiniâtre.

Le 5 septembre, elle rendit une petite quantité de matières, mais depuis elle n'eut aucune selle.

Depuis la même date les vomissements étaient fréquents.

Au moment de l'admission, la malade était dans un mauvais état; les douleurs étaient très vives au niveau de l'abdomen fortement distendu. On pouvait voir et sentir de forts mouvements péristaltiques. A la percussion, l'abdomen était sonore, mais à cause de la distension on n'a pu découvrir la présence d'aucune tumeur en aucun point de l'abdomen.

L'examen rectal n'a rien révélé d'anormal.

Dans la région inguinale se trouvait une tumeur irréductible, mate à la percussion. Elle existait, affirmait la malade, depuis plusieurs mois et ne lui causait aucun malaise sauf après un travail prolongé et fatigant; alors elle augmentait légèrement de volume.

On pensait que la tumeur était une épiplocèle crurale.

Deux heures après l'admission, une opération a été faite.

On explora tout d'abord la tumeur de l'aine; c'était en effet une épiplocèle crurale qui a été ligaturée et extirpée.

On passa ensuite à l'exploration de l'abdomen, et sur la ligne médiane commençant à peu près à deux pouces au-dessous de l'ombilic, on pratiqua une incision longue de quatre pouces.

A l'ouverture du péritoine il s'échappa une petite quantité de liquide.

On explora avec soin la cavité abdominale et on trouva avec la main une masse dure, siégeant dans le côlon ascendant. Le cœcum et l'intestin grêle étaient énormément distendus et le côlon était affaissé du côté périphérique du néoplasme.

L'état de la malade n'ayant pas permis de la tenir longtemps sous le chloroforme, la plaie abdominale fut fermée et une incision fut pratiquée sur le cœcum.

La patiente se rétablit et les matières passaient facilement par l'orifice fait sur le cœcum.

Le 6 octobre, deux selles passèrent par l'anus.

Le 10 du même mois, l'état de la malade s'étant considérablement amélioré, il a été décidé de procéder à l'extirpation de la tumeur.

Le cœcum a été bien lavé et son orifice fermé avec un morceau de gaze et de collodion.

Une incision de quatre pouces de long fut pratiquée dans la région du côlon ascendant; elle a été ensuite prolongée de 2 pouces sur le haut et une autre incision transversale, de la même longueur, a été faite en dehors au voisinage de son extrémité inférieure.

Après avoir ouvert le péritoine, le néoplasme du côlon s'est trouvé à découvert : il était situé au milieu du côlon ascendant qui était fortement plissé et fixé à la paroi abdominale. L'intestin a été saisi à l'aide de pinces de Hahn au-dessus et au-dessous de la tumeur et celle-ci a été excisée, à l'aide des ciseaux, en même temps qu'une portion triangulaire du mésocôlon. Les vaisseaux ont été liés avec de la soie très fine.

Après avoir lavé la région opérée, les bouts de l'intestin ont été réunis par des sutures plates à points rapprochés de Halsted, et cela à l'aide de soie fine stérilisée n° 2. Ces sutures étaient au nombre de 12 et réunissaient les deux bouts de l'intestin en invaginant l'un des bouts dans la cavité de l'autre. La plaie mésentérique a été fermée par trois sutures et l'ouverture abdominale par une série de sutures séparées.

L'opération a duré une heure et quart.

La convalescence avait une marche régulière et le 20 octobre la malade était sur pied.

Le 1er novembre elle a été mise au régime ordinaire.

Le 6, les selles se produisirent par la voie naturelle, et depuis cette époque seulement, une petite quantité passa par l'orifice typhlotomique.

Le 18 novembre, les précautions nécessaires ont été prises pour que l'intestin fût vide de matière. Alors, après avoir endormi la malade, les bords de la fistule ont été avivés et le cœcum adhérent a été isolé de la paroi abdominale sur une zone d'un quart de pouce et cela sans ouvrir la cavité péritonéale. La muqueuse a été repoussée en dedans et les autres tuniques ont été réunies par une suture. La plaie de la paroi abdominale a été également suturée.

Trois jours après, il y eut un léger écoulement de matières fécales par la plaie, et cela s'étant répété le lendemain toutes les sutures furent enlevées.

Le 20 novembre, la patiente fut complètement rétablie et quitta l'hôpital le 23 décembre.

La fistule était fermée, les évacuations par l'anus naturel très régulières. Mais la malade pendant les derniers jours ne se portait pas tout à fait bien, son appétit était diminué. Un examen attentif n'a révélé nulle part la moindre trace d'une tumeur nouvelle.

Depuis la sortie de l'hôpital l'état de la malade empirait progressivement et le 19 février 1894, la patiente vint consulter le Dr Chadwick. Elle se plaignait de douleurs constantes dans tout le corps et aussi d'inappétence. Son état général était mauvais et ses traits émaciés, enfin on notait de l'ascite. Une petite quantité de matières passait par une petite fistule située dans la région iliaque droite mais la plus grande partie était évacuée par la voie rectale.

En palpant la cicatrice de l'entérectomie, on ne sentait aucune récidive du néoplasme.

Le foie sensible à la pression dépassait le rebord des fausses côtes.

L'état est resté stationnaire jusqu'au 25 février. Depuis ce jour, la malade devint ictérique, l'appétit diminua encore davantage et il se produisit de l'insomnie. L'ascite et le volume du foie augmentèrent. Le 5 mars, on pouvait sentir ce dernier à 2 pouces au-dessous du rebord des fausses côtes, le lobe gauche en était très hypertrophié.

Le lendemain, la malade paraissait être beaucoup mieux, l'ictère avait disparu.

Mais cette amélioration était de courte durée et deux jours après l'ictère se déclarait de nouveau, plus intense qu'auparavant.

L'appétit avait complètement disparu ; le foie, considérablement augmenté de volume, présentait à sa surface des nodosités.

La malade dépérissait rapidement et mourait le 14 mars 1894.

La veille de sa mort, il y eut une petite hémorragie par la petite fistule.

Par suite de certaines circonstances, l'autopsie a dû être limitée à la région de l'ancienne entérectomie. Le cœcum, le côlon ascendant et une partie de l'iléon ont été soigneusement étudiés. La partie opérée du côlon ascendant adhérait à l'épiploon et aux parois abdominales.

Aucune tumeur dans la région opérée, le calibre de l'intestin était normal. On voyait plusieurs sutures à la soie qui étaient restées inaltérées et entourées de tissu fibreux.

La portion réséquée de l'intestin mesurait 4 pouces. La lumière du canal était presque complètement oblitérée par une tumeur dure qui siégeait principalement d'un côté.

L'examen microscopique a démontré l'existence d'un épithélioma à cellules cylindriques.

OBSERVATION VI

Un cas de résection du cœcum pour un néoplasme malin; anastomose intestinale par l'emploi des plaques de Senn.

Illot, *Lancet*, 3 mars 1894.

Le 26 juin 1893 est entrée au Cottage hospital de Bromley, une femme âgée de 50 ans, ayant eu onze enfants et s'étant toujours bien portée.

Elle était pâle, faible et amaigrie.

Son mauvais état de santé datait de six mois, époque à laquelle elle commença à éprouver des douleurs dans le côté droit de l'abdomen et dans le dos; en même temps, sensation de douleur à la région hypogastrique.

Il y a environ 4 mois, la malade constata la présence au-dessus de l'aine droite d'une masse qui augmenta progressivement de volume.

L'intestin fonctionnait irrégulièrement, la constipation alternait avec la diarrhée.

Peu après l'admission à l'hôpital survint une forte évacuation ; les matières contenaient du sang et du mucus.

L'examen a fait découvrir une tumeur siégeant dans la région inguinale droite, à la place du cœcum. Au toucher, elle se présentait comme bosselée, arrondie, souple et mobile en dedans.

On ne la sentait ni par le vagin ni par le rectum. L'utérus était gros et en rétroflexion.

Les ganglions inguinaux étaient engorgés des deux côtés, mais à droite un ganglion l'était beaucoup plus que les autres.

Après une consultation avec le Dr Walsham, nous avons porté le diagnostic de néoplasme, probablement cancéreux, siégeant dans le cœcum et nous avons résolu de procéder à l'extirpation de la tumeur.

Après les précautions d'usage, j'ai ouvert l'abdomen, par une incision d'environ 4 pouces au-dessus de la tumeur. La ligne de l'incision était légèrement inclinée en dedans.

En ouvrant la cavité abdominale, la tumeur s'est présentée couverte de l'épiploon ; celui-ci fut soulevé et repoussé en dedans, et nous avons pu alors constater que le néoplasme était une tumeur maligne du cœcum. Un gros ganglion se trouvait près de ce dernier.

Après avoir isolé en arrière la portion atteinte avec des éponges imbibées d'une solution phéniquée et bien exprimées, le néoplasme a été attiré au dehors de la plaie et dégagé en coupant le méso, à l'aide de ciseaux.

Un tube en caoutchouc, assez fortement serré pour occlure le calibre de l'intestin, fut placé et sur le côlon ascendant et sur l'extrémité inférieure de l'iléon.

On coupa alors transversalement l'intestin avec des ciseaux, et tout le cœcum ainsi que l'appendice vermiculaire et les ganglions furent ensuite enlevés. La muqueuse de chacun des bouts a été retournée en dedans à l'aide d'un stylet, et la tunique séreuse a été suturée par des points de Lembert. Une fois les bouts complètement fermés on retira les tubes en caoutchouc et le mésocôlon a été suturé.

Des incisions, longues d'environ un pouce, ont été ensuite pratiquées dans l'axe longitudinal de l'intestin, sur le côté opposé au point d'attache mésentérique. Chaque incision était distante d'environ deux pouces du bout de l'intestin alors fermé.

Dans les orifices, on a introduit et fixé des plaques osseuses décalcifiées de Senn. Les surfaces séreuses, autour de ces orifices, ont été légèrement scarifiées, afin de faciliter leur adhérence par exsudation plastique. Les bords des orifices ont été mis en rapport par la réunion des sutures attachées aux plaques. Pour plus de sécurité on appliqua tout autour et de distance en distance, une rangée de sutures de Lembert. Un des appendices épiploïques a été suturé à la paroi intestinale, en face du point de réunion, de manière à lui faire jouer le rôle de greffe épiploïque.

La portion avoisinante du péritoine et la région opérée ont été soigneusement nettoyées.

La plaie de la paroi abdominale a été suturée à la soie.

Pansement à la gaze iodoformée et à l'ouate.

Durée de l'opération, 1 heure 3/4.

La malade supporta assez bien l'opération, mais à la fin elle eut de violentes convulsions. On lui administra alors des opiacés trois fois dans les premières vingt-quatre heures.

Elle n'eut pas de vomissements.

Le soir, le pouls était à 108, température 38,4.

Le 3 juillet : Pouls 96, température 38,2.

Le 5 juillet : Selles abondantes partiellement moulées. Peu après, la malade fut prise de violentes douleurs dans le ventre, et cela pendant trois heures. On prescrivit de l'opium par la voie buccale et des compresses de flanelle chaudes sur le ventre.

Après les selles, la malade tomba dans un état d'affaissement et réclame des stimulants. Elle était constamment tourmentée par le hoquet, mais n'avait ni vomissements ni météorisme.

La plaie offrait un aspect très satisfaisant.

Température 38,4, pouls 100.

La diarrhée persistait toujours. De la craie était administrée comme astringent par la voie buccale avec de l'opium.

Alimentation composée de sagou, arrow root, lait, vin et brandy, comme stimulant.

Le 11 juillet : Sulfate de cuivre en pilules. Alimentation : poisson, pain, pudding.

Le 19 : La malade a été mise au régime ordinaire. La cicatrisation de la peau a été entravée par une abondante suppuration venant au-dessous des muscles abdominaux. Le pus s'accumulait en dedans vers la ligne médiane.

Cet incident est arrivé après l'enlèvement des sutures et a été précédé d'une grande sensibilité ainsi que d'une induration locale.

Grâce à un traitement antiseptique énergique, la suppuration a cessé et la plaie s'est cicatrisée.

Le 2 septembre : La malade quitte l'hôpital pour aller passer un mois à Brighton. Elle revient bien portante et pouvant même faire de longues promenades sans éprouver la moindre douleur. Ses forces et son poids ont considérablement augmenté. Nous l'avons revue en novembre 1893.

A l'examen de l'abdomen, nous n'avons trouvé rien d'anormal dans la région opérée. L'engorgement ganglionnaire de la région inguinale s'est complètement dissipé.

Toute la portion excisée de l'intestin pesait six onces et mesurait après ablation quatre pouces de longueur. Elle se composait du cœcum, de l'appendice vermiculaire et portait à ses deux extrémités une portion saine de 3/4 de pouce et appartenant au côlon et à l'iléon.

La plus grande partie de la tumeur était une ulcération maligne enveloppant toute la circonférence de l'intestin, et les deux lèvres de la valvule iléo-cœcale et s'étendant jusque dans l'iléon.

Le néoplasme avait également envahi l'appendice vermiculaire sur étendue d'environ un pouce et demi. La graisse entourant l'intestin était plus épaisse et plus dure qu'à l'état normal, elle paraissait enflammée, mais elle n'était pas envahie par la tumeur.

L'analyse microscopique a dénoté un carcinome envoyant des ramifications dans le tissu musculaire de l'intestin.

OBSERVATION VII

Extirpation du cœcum.

Tcnournov, *Chirourgicheskaia Lietopis*, 1893, liv. III.

Le malade, étudiant en médecine âgé de 28 ans, entre à l'hôpital pour une tumeur située dans la région iliaque droite. Il se plaint également de douleurs intenses qui se reproduisent périodiquement.

En regardant le malade, on est frappé de son amaigrissement et de sa faiblesse. Il répond difficilement et lentement aux questions qu'on lui pose.

Les téguments sont de couleur jaune sale, les muqueuses sont décolorées.

A l'inspection de l'abdomen, on constate qu'à droite, au niveau de l'épine iliaque antéro-supérieure, la paroi abdominale est légèrement soulevée par une tumeur de forme ovalaire, s'élevant et s'abaissant alternativement avec les mouvements respiratoires. Son volume est à peu près celui d'une pomme de Canada.

Voici quelle est la situation de la tumeur. Si, à droite de l'épine iliaque antéro-supérieure on abaisse une ligne sur l'ombilic, le bord inférieur de la tumeur vient atteindre le centre de cette ligne. Ensuite, la tumeur se dirige en haut et en dehors; en haut, elle est séparée par un travers de doigt du bord de la neuvième côte; en dehors, elle arrive jusqu'à la paroi abdominale et, du côté interne, elle est distante d'un centimètre et demi du bord externe du muscle grand droit.

La tumeur est consistante et bosselée, son bord inférieur est légèrement arrondi, le bord externe est irrégulier.

On n'arrive pas à bien palper le bord supérieur. On peut saisir la tumeur entre les doigts et la déplacer en bas jusqu'au ligament de Poupart; elle est moins mobile latéralement et il s'en faut d'un centimètre et demi qu'elle atteigne la ligne médiane.

La tumeur mesure 6 centimètres de longueur sur 4 de largeur. Elle est douloureuse à l'expiration.

La percussion de son bord inférieur et interne donne un son tympanique ; celle du bord supéro et inféro-externe révèle un tympanisme moins net ; sur le reste de son étendue, sonorité tympanique.

Quantité d'urine par 24 heures : 1,600 gr. ; réaction légèrement acide, densité, 1,017.

L'examen microscopique des matières fécales révèle l'existence de fibrilles musculaires, de quelques hématies et de globules de pus.

Antécédents : Était d'une faible santé jusqu'à l'âge de 10 ans. A cette époque, le malade fut atteint d'une maladie infectieuse aiguë. A 18 ans, apparurent des désordres digestifs. C'était tantôt de la constipation durant deux ou trois jours, tantôt de la diarrhée. Ces désordres furent d'abord attribués à une mauvaise nutrition.

A 23 ans, dysenterie ayant duré 15 jours.

A 25 ans, le malade commence pour la première fois à accuser des douleurs dans la région iliaque droite. Celles-ci se manifestaient aussi bien le jour que la nuit et survenaient tous les 15 ou 20 jours.

Depuis cette époque, pas de selles régulières ; la constipation succédait à la diarrhée ; il y avait souvent du ténesme rectal et même vésical.

Les douleurs allaient toujours en augmentant et revenaient tous les quatre ou sept jours. La dernière année, elles se produisaient presque tous les jours.

En septembre 1892, le malade entre à la Clinique Thérapeutique, suit un traitement d'électrothérapie. En même temps il prenait à l'intérieur du bismuth et de l'arsenic, mais on ne constata aucune amélioration. Quelquefois les douleurs étaient si intenses que la morphine ne pouvait les calmer.

Il résulte de l'observation prise au jour le jour que les douleurs les plus intenses siégeaient au point de la tumeur et qu'elles se manifestaient quand le malade restait constipé deux ou trois jours.

Mais après chaque période de constipation, alors que le malade avait eu trois ou quatre selles, les douleurs se calmaient et la palpation devenait moins douloureuse.

Au moment de l'admission du malade à la clinique chirurgicale, le 11 mars 1893, les douleurs au niveau de la tumeur étaient très fortes et rendaient toute exploration presque impossible. Après l'administration d'huile de ricin, des selles liquides et fétides se produisirent, contenant quelques bâtonnets de matière et beaucoup de mucus. Les douleurs diminuèrent alors.

Le malade fut opéré le 11 mars par le professeur Sklifossovsky qui en procédant à l'opération, déclara qu'on avait affaire à un néoplasme du cœcum, de nature probablement maligne. L'incision a été faite parallèlement au ligament de Poupart de façon que le centre de l'incision passât au niveau de l'épine iliaque antéro-supérieure. Les téguments ont été divisés couche par couche. Après avoir ouvert le péritoine, on constata une augmentation de volume du cœcum; la tumeur de ce dernier était consistante et granuleuse. Après avoir délimité l'aire de la tumeur, la partie atteinte du cœcum fut excisée et les bouts de l'intestin comprimés par les doigts des aides.

Les bouts du gros intestin et de l'iléon ont été hermétiquement suturés par des sutures à deux étages; par places, on met même un troisième étage de sutures.

Ensuite, à un centimètre et demi des extrémités fermées, on pratiqua des incisions linéaires de 3 à 4 centimètres de longueur parallèlement a l'axe longitudinal du cœcum et de l'iléon. Les orifices ainsi formés furent ajustés l'un à l'autre et réunis par une triple rangée de sutures.

La plaie abdominale fut complètement fermée. Pansement aseptique. Décubitus dorsal. Diète. Les premiers jours qui suivirent, le malade se plaignait de douleurs au niveau de la plaie. Température normale.

Le 19 mars: premier pansement. Suppuration dans le tissu cellulaire sous-cutané aux deux extrémités de la plaie. Les sutures sont enlevées. Réunion par première intention sur la plus grande étendue. Un drain est placé dans l'angle inférieur de la plaie

Le 22 mars: suppuration insignifiante; le drain est laissé en place.

Le 24 mars: première évacuation abondante; les selles sont moulées.

Le 30 mars: En sortant le drain on a en même temps retiré de la plaie le fil de soie qui avait servi à suturer l'aponévrose abdominale. Le drain a été remplacé par un autre.

Le 4 mai: Ce dernier a été retiré. Le malade est légèrement purgé tous les deux jours.

Le 5 mai : Huit selles dans la journée, ténesme ; teinture d'opium, 5 gouttes deux fois par jour.

Le 10 mai : Le pansement a été ôté. La peau est complètement cicatrisée. Appétit très bon, pas de douleurs.

Au mois de mai, le malade quitte l'hôpital complètement rétabli et ayant vu son poids augmenter de huit livres.

Le néoplasme dont était atteinte la partie extirpée du cœcum présentait une forme annulaire. La valvule de Bauhin était dure et granuleuse. La lumière de l'intestin laissait passer le petit doigt. L'appendice iléo-cœcal, long de 8 cent., n'était pas atteint. A son point d'abouchement dans le cœcum, la muqueuse ne présentait rien d'anormal. La partie extirpée du cœcum était longue de 8 centimètres.

L'examen microscopique a donné les résultats suivants : çà et là le néoplasme a la structure du tissu glandulaire, et par endroits on rencontre dans ces interstices tubuleux un épaississement atypique de l'épithélium. Selon le Dr Nikeforov on avait affaire à un adénocarcinome.

OBSERVATION VIII

Hassler (Halle, *Berliner Klin. Wochensch.*, juin 1893, p. 533).

On a opéré pour un néoplasme siégeant du côté droit de la cavité abdominale. On réséqua toute une circonvolution intestinale. Celle-ci comprenait 15 cent. de l'iléon, toute la partie valvulaire du côlon ascendant, le côlon transverse et une partie du mésentère. Suture intestinale. Sept jours après, la suture cède. La malade a guéri, son poids a augmenté de 28 livres. Elle continue à bien se porter.

L'examen microscopique a dénoté l'existence d'un adéno-sarcome typique.

OBSERVATION IX

Résection du cœcum et du côlon pour un carcinome.

Könih, *Berliner Klinische Woch.*, 11 septembre 1893.

Le malade entra à l'hôpital au mois d'octobre 1891. Le diagnostic était inflammation du cœcum.

On trouvait dans la région cœcale, une tumeur dure, très volumineuse. Une ponction ne donna qu'un peu de pus; une incision ne fit pas mieux sortir le pus d'une petite cavité à parois anfractueuses ulcérées qu'elle découvrit. Croyant à la disparition spontanée de ces ulcérations, je suis resté dans l'expectative, mais elles augmentaient toujours. J'ai donc renoncé au premier diagnostic et je me suis décidé à extirper la tumeur.

A cause de son volume, j'ai dû faire une incision allant de la région cœcale jusqu'en arrière de la ligne axillaire, avec un angle arrondi en dehors.

Pour mettre à nu la tumeur, il a fallu la dégager de la fosse iliaque et réséquer une partie du péritoine et de la paroi abdominale.

Après avoir mis à nu la tumeur, j'ai séparé par deux ligatures, d'une part l'iléon à quelques travers de doigt de la valvule, et, d'autre part, le côlon au niveau de son angle hépatique, puis je les ai sectionnés ainsi que le méso.

Le cœcum était indemne, mais il existait une grosse tumeur sur la paroi postérieure du côlon. Le côlon ascendant était atteint sur une hauteur de 12 à 15 centimètres.

Il eut été assez difficile de suturer les deux bouts de l'intestin, par suite de l'inégalité de leurs calibres, l'iléon étant beaucoup plus étroit que le côlon, et aussi parce qu'une telle manœuvre eût exigé une grande traction sur les deux bouts. L'opération avait duré assez longtemps, aussi ai-je résolu de ne pas faire de sutures, mais d'envelopper les deux bouts, de gaze iodoformée et de les fixer dans un angle de la plaie. La grande ouverture abdominale fut fermée en partie et le reste fut rempl de gaze iodoformée.

Les matières fécales sortaient donc d'abord par un anus contre nature.

Quatre semaines plus tard, j'ai guéri ce dernier par une résection et une suture. En pratiquant un pli sur le côlon, je parvins à égaliser les calibres des deux bouts.

Par suite de la grande ouverture faite à la paroi, le malade a dans cette région une hernie assez volumineuse, qui ne l'empêche pourtant pas de continuer son travail (il est garçon de recette).

Seize mois se sont écoulés depuis l'opération ; le malade est très bien rétabli ; il affirme avoir augmenté de 65 livres. A travers l'éventration, on peut très bien palper la région où se trouvait la tumeur et on ne constate pas de récidive.

L'examen microscopique a révélé un carcinome avec de grandes cavités arrondies contenant un liquide visqueux.

OBSERVATION X

Résection intestinale pour un carcinome.

Israel. *Berliner Klinische Wochensch.*, 12 mars 1894.

La malade, objet de cette communication, est une femme âgée de 85 ans qui, après un traitement de 20 mois, a été guérie d'un carcinome de l'intestin.

En dehors de la force de résistance d'une personne de cet âge pour une série d'opérations nécessaires, ce cas est encore intéressant à beaucoup d'autres points de vue.

Vingt ans avant sa première admission à l'hôpital, cette femme aurait été prise d'occlusion intestinale. Depuis cette époque, elle se plaignit toujours de constipation opiniâtre. Durant les six semaines qui ont précédé sa première admission à l'hôpital, laquelle date de dix huit mois, la malade fut tourmentée par une constipation telle, que les lavements sont restés sans effet et que des vomissements alimentaires et fécaloïdes se sont produits.

Au dire de la malade, elle n'avait pas eu de selles durant ces six semaines, et elle avait très peu mangé. Elle nous est amenée dans un état pitoyable, très amaigrie, sans forces, le ventre ballonné, le pouls accéléré, la langue sèche et des vomissements fécaloïdes fréquents.

La palpation de l'abdomen ne fournit aucun indice sur le siège ou la nature de l'obstacle. Il était pourtant très probable que vu le temps depuis lequel l'occlusion durait, l'obstacle devait être recherché dans les parties inférieures de l'intestin, et qu'il était probablement formé par une tumeur. Ce n'est que dans ce cas en effet que l'occlusion peut être supportée aussi longtemps.

Partant de cette idée, que probablement l'obstacle devait être situé dans la région de l'S iliaque, j'ai résolu de pratiquer la côlotomie gauche, avec l'intention d'opérer à droite dans le cas où je me fusse trompé sur le siège de l'occlusion.

Mes prévisions furent justifiées. Après avoir pratiqué un anus contre nature à la place ordinaire, j'ai trouvé à gauche, au-dessus du ligament de Poupart, un fort étranglement du gros intestin. Après avoir fixé l'intestin, j'ai ouvert aussitôt et provoqué une évacuation très abondante de matières fécales liquides. Le ventre ayant diminué de volume, la malade s'est trouvée mieux et j'ai voulu me rendre compte du siège et de la nature de l'obstacle.

Mais tout fut inutile. Ni la palpation externe, ni le toucher de la face interne de l'intestin par la fistule n'ont donné aucun résultat.

La question devait donc rester sans solution, d'autant plus qu'il me fut impossible de faire entrer par l'anus du gaz ou du liquide dans l'intestin. Le gaz et le liquide s'échappaient aussitôt par l'anus. A notre grand regret la malade nous quitta, et conservant son anus contre nature, elle se fit admettre dans un hospice.

Ceci se passait, le 9 juin 1892. c'est-à-dire il y a 18 mois. Le 23 avril, la patiente revint nous voir. L'anus contre nature, s'était tellement rétréci, qu'il y avait des phénomènes de sténose. Les selles étaient devenues si difficiles à cause du rétrécissement que j'ai dû élargir l'orifice.

Mais quand l'ouverture fut devenue assez large pour permettre à la malade d'aller à la selle sans difficulté, il se produisit un prolapsus intestinal si considérable, que l'intestin sortait sur une longueur de 40 centimètres.

Il devint alors nécessaire de rétrécir de nouveau l'orifice intestinal, ce qui fut fait ; mais le résultat ne fut pas de longue durée, car l'intestin invaginé pressait toujours sur l'orifice, et à la fin le prolapsus était aussi prononcé qu'avant l'opération.

La patiente fut renvoyée une seconde fois, mais elle revint le 22 août 1893, demandant qu'on la débarrassât du prolapsus qui la faisait beaucoup souffrir. A part des coliques continuelles en effet, il arrivait souvent un gonflement tellement prononcé de la partie prolabée qu'on pouvait à peine la refouler et qu'elle atteignait alors le volume et l'apparence d'un saucisson et qu'elle descendait jusqu'à la cuisse.

Ce prolapsus offrit un avantage, c'est qu'il rendit plus facile le diagnostic.

En effet, en introduisant le doigt dans l'intestin en prolapsus, nous crûmes sentir une tumeur dure située à une distance de 6 cent. de l'extrémité. Quand la malade se levait, le prolapsus prenait des proportions si considérables que le carcinome devenait visible à l'œil nu, à l'extrémité de la partie prolabée.

Nous étions donc sûrs de la nature de l'obstacle, mais pas encore de son siége, car la tumeur était située dans la partie d'intestin qui se dirigeait de l'anus artificiel au rebord costal. Mais une telle interprétation me paraissait contraire à la logique, car dans ce cas l'anus artificiel aurait été pratiqué au-dessous de l'obstacle et on n'aurait pas pu faire disparaître l'occlusion.

Je me suis expliqué ce fait en admettant que nous avions affaire à une inflexion du gros intestin formant un fer à cheval à concavité inférieure et se dirigeant en haut avant de plonger dans le petit bassin. C'est là un phénomène assez fréquent chez les personnes atteintes d'une obstruction de longue date.

Dans ces conditions, si l'anus contre nature est pratiqué sur la branche ascendante de la courbe, le bout périphérique, l'ancien bout évacuant de l'intestin sera placé en haut, l'obstacle sera au-dessus de l'anus contre nature.

Malgré l'âge avancé de la malade, je me suis décidé à pratiquer la résection de l'intestin invaginé avec le carcinome, pensant ainsi que la résection serait moins grave puisqu'elle serait extra-abdominale.

J'ai pratiqué la résection intestinale le 8 septembre 1893 et, à ma surprise, j'ai trouvé que nous avions pratiqué l'anus contre nature sur le côlon transverse qui affectait une position tout à fait anormale. Le côlon transverse avait probablement la direction suivante. Du coude hépatique il descendait en bas jusqu'à la fosse iliaque gauche et de là se dirigeait verticalement en haut jusqu'au rebord costal en formant une courbe très prononcée ; en ce point, il tournait pour se continuer avec le côlon descendant en formant le coude splénique. Or nous avions pratiqué l'anus contre nature sur la portion verticale.

Après la résection de la portion invaginée de l'intestin, on s'est aperçu que l'épiploon était compris dans la partie excisée, ce qui ne pouvait être qu'avec une invagination du colon transverse.

Après cette extirpation du carcinome, la malade conservait encore son anus contre nature dont elle voulut être débarrassée.

Cette opération fut pratiquée le 11 janvier 1894.

Mais avant de m'y décider j'ai voulu m'assurer que l'intestin fût entièrement libre. Pour me mettre à l'abri de toute occlusion, j'ai introduit dans l'intestin un tube en caoutchouc long de 40 cent., gros comme le doigt, et placé de telle façon qu'une moitié fût dans le bout central et l'autre dans le bout périphérique.

Ensuite nous avons administré des purgatifs et, après nous être assuré que les matières fécales arrivaient jusqu'au rectum, nous avons retiré le tube et fermé l'anus contre nature.

Dans ce cas, pour ne pas exposer beaucoup la malade, j'ai détaché l'intestin de la paroi tout en restant à l'intérieur des adhérences ; sans ouvrir le péritoine j'ai suturé la muqueuse, puis j'ai fait des sutures étagées de la paroi intestinale et je suis arrivé ainsi à une fermeture complète.

A l'heure actuelle la femme jouit d'une santé parfaite. Le morceau d'intestin réséqué mesurait 28 cent. La tumeur provoquait une oblitération complète du tube intestinal.

6 Chavannaz

OBSERVATION XI

Contribution à l'étude de la résection du cæcum.

P. Sendler, *Münchener med. Wochenschr.*, 2 janvier 1893.

Une jeune femme, âgée de 22 ans, souffrait depuis longtemps d'une constipation opiniâtre mais son état général était toujours bon.

La malade ne présentait aucune tare héréditaire.

Au mois de mars 1893, elle ressentit pour la première fois de violentes douleurs dans la région abdominale droite. Les douleurs survenaient ordinairement le matin, sans cause apparente, le plus souvent après une nuit calme; elles devenaient bientôt si vives que la malade ne pouvait marcher et était obligée d'aller se recoucher.

Elle garda alors le lit pendant vingt jours sans avoir ni fièvre ni vomissements.

Un mois après, la patiente eut un nouvel accès qui se manifesta également brusquement mais ne dura que trois jours.

Ces douleurs revinrent encore deux fois et persistèrent dès lors à l'état permanent dans la région cœcale.

C'est à cette époque que la malade s'est aperçue d'une tuméfaction dans la même région.

Durant les époques menstruelles qui étaient normales et indolores, la tumeur n'augmentait pas.

L'examen extérieur de la région cœcale y décelait l'existence d'une tumeur. La résistance de la paroi abdominale ainsi que les douleurs empêchaient, sans anesthésie, de se rendre compte exactement du volume et des rapports de la tumeur.

Cette tumeur se prolongeait vers le bas et était douée d'une certaine mobilité. Les ganglions inguinaux n'étaient pas engorgés.

Après avoir anesthésié la malade, on constata que la surface supérieure de la tumeur était lisse, dure et probablement adhérente à la paroi abdominale. Quant à ses limites inférieures, elles ne purent être bien définies.

Le diagnostic restait forcément incertain.

L'absence de fièvre et de vomissements plaidait contre la pérityphlite. L'excellent état de la malade et l'absence d'engorgement ganglionnaire témoignaient contre l'idée d'un néoplasme malin. Le jeune âge de la malade plaidait encore contre le carcinome et ses antécédents s'opposaient à l'idée d'une tuberculose intestinale, d'autant plus que la maladie était d'origine relativement récente et que l'examen objectif donnait sur ce point des résultats absolument négatifs.

Pouvait-on admettre l'idée d'une maladie des annexes, pas davantage, puisqu'on n'avait pu constater aucune connexion entre l'utérus et la tumeur. De plus, les menstruations étaient régulières, et, comme nous l'avons dit, la sensibilité et le volume de la tumeur n'augmentaient pas au moment des époques menstruelles.

Le toucher bi-manuel ne fut pas jugé de mise chez cette *virgo intacta*.

L'opération eut lieu le 18 août 1893 et fut pratiquée de la façon suivante :

La cavité abdominale fut ouverte par une incision passant par la partie supérieure de la tumeur. Le cœcum adhérait sur une grande étendue à la paroi abdominale antérieure. Cette dernière s'est déchirée pendant qu'on isolait le cœcum et il est sorti une petite quantité de matières fécales qui ont été ramassées sur de la gaze iodoformée.

Le cœcum entier n'était qu'une tumeur dure ayant déjà envahi l'appendice vermiculaire, englobant une partie de l'iléon, le commencement du côlon ascendant et se prolongeant par le mésocôlon jusqu'à la racine du mésentère en s'amincissant graduellement.

Après une ligature partielle du mésentère on extirpa cette partie du néoplasme et on sutura le mésentère. Cette partie de l'opération a présenté des difficultés parce qu'il a fallu l'effectuer dans les profondeurs de la cavité abdominale.

A partir de ce moment, la tumeur fut assez mobile pour être tirée au dehors.

Après avoir vidé l'iléon et le côlon ascendant, on plaça sur eux des pinces intestinales de Gussenbauer et on coupa ces portions de l'intestin à 2 cent. des limites de la tumeur.

Après un examen très attentif, on n'a pas trouvé le moindre engorgement des ganglions mésentériques.

La suture de l'intestin fut faite de la manière suivante : on implanta l'iléon dans le côlon, mais la portion de ce dernier, située du côté mésentérique, fut suturée de façon telle que la lumière du côlon correspondît à celle de l'iléon. Dans ce but, on appliqua une suture continue sur la muqueuse, et par dessus une suture séro-musculaire. Après cela, l'intestin était si bien fixé, que, comme nous avons pu nous en assurer, les sutures étaient amplement suffisantes.

Les points de la paroi auxquels adhérait la tumeur furent traités d'une façon spéciale. Après les avoir soigneusement nettoyés, il furent excisés, et les deux lèvres de la plaie furent réunies par une triple rangée de sutures, en laissant toutefois une ouverture pour un tampon de gaze iodoformée.

L'opération dura à peu près deux heures et fut assez bien supportée par le malade.

La guérison excessivement favorable, exempte de fièvre, fut entravée pendant quelque temps par un abcès des parois, abcès causé sans doute par un catgut insuffisamment stérilisé. Mais cet accident sans importance n'a pas beaucoup retardé la guérison, puisque trois semaines après l'opération la malade pouvait déjà quitter le lit. La quatrième semaine, elle faisait de petites promenades dans le jardin de l'hôpital, et à la fin du mois elle fut renvoyée chez elle.

A l'heure actuelle, la malade se porte tout à fait bien, et a même augmenté de poids. Les difficultés qu'elle éprouvait pour aller à la selle ont complétement disparu et ces dernières se font spontanément une ou deux fois par jour.

Il résulte de l'examen de la pièce que le néoplasme a commencé par la valvule de Bauhin où nous avons trouvé les plus anciennes lésions. La région de la valvule était transformée en une tumeur circulaire très dure dont la surface portait une ulcération fendillée, c'était cette ulcération qui adhérait à la paroi abdominale. La lumière de l'intestin admettait un crayon.

La tumeur se prolongeait dans le méso en s'amincissant. L'appendice iléo-cœcal assez long avait à son origine des parois très dures. Il en était de même pour l'iléon et l'origine du côlon ascendant.

L'examen microscopique a montré du carcinome. Si quelques coupes de la région mésentérique rappelaient le sarcome, en revanche les coupes de la valvule de Bauhin ne laissaient aucun doute sur la nature carcinomateuse du néoplasme.

Cela nous semble d'autant plus étonnant que nous n'avons trouvé aucune trace d'engorgement des ganglions mésentériques ou inguinaux.

OBSERVATION XII

Résection de l'intestin pour une affection maligne. — Enterorraphie circulaire par la méthode de Paul.

Horrocks, *Brit. Med. Journ.*, 3 février 1894.

La femme mariée C. H..., âgée de 38 ans, a été admise à l'infirmerie de Bradford, le 29 août 1894 pour une obstruction intestinale.

Au mois d'octobre 1892 s'étaient manifestés des symptômes semblables qui disparurent par la diète et l'usage d'opiacés.

La patiente souffrait presque constamment de vives douleurs abdominales, s'irradiant vers les reins. Ces douleurs étaient spasmodiques, duraient plusieurs heures et, quand elles devenaient trop violentes, occasionnaient des vomissements.

La malade a eu quatre enfants dont le plus jeune est âgé de 4 ans.

Menstruation douloureuse, mais régulière.

Cette femme était maigre mais n'offrait aucun signe de cachexie. Un souffle systolique s'entendait à la pointe du cœur qui avait conservé sa situation normale. L'abdomen était quelque peu ballonné, la sonorité de l'intestin normale.

A droite, au-dessus du ligament de Poupart, on sentait une tumeur formée de deux parties séparées par un sillon vertical.

Le toucher vaginal montrait l'utérus bas avec le col reporté en arrière vers le sacrum.

Opération. — Le 29 septembre, nous avons pratiqué une laparotomie exploratrice pour nous rendre compte de la nature et des rapports du néoplasme Comme la tumeur embrassait une partie de l'intestin grêle, la plaie a été fermée. Elle guérit sans complications.

Le 19 octobre, j'ai procédé à l'extirpation de la tumeur.

L'incision, longue de trois pouces, a été faite sur la ligne médiane au-dessus de l'ombilic. La tumeur adhérait à la paroi abdominale le long de l'ancienne incision qui était située au-dessous de la nouvelle. Ces adhérences étaient partiellement interrompues en bas, mais la partie la plus adhérente était envahie par le néoplasme.

On tira la tumeur au dehors de l'abdomen et, après avoir vidé l'intestin de chaque côté de la tumeur, on passa un tube élastique à travers le mésentère tout autour de l'intestin. On découpa dans le mésentère un lambeau en forme de V, contenant des ganglions engorgés et on lia les vaisseaux.

L'intestin a été ensuite coupé transversalement de chaque côté de la tumeur et la portion atteinte a été extirpée en même temps que son méso.

Un tube osseux, de Paul, a été ensuite introduit dans l'extrémité ouverte de l'intestin le plus étroit et le bord libre de celui-ci a été fixé à l'extrémité du tube par une suture continue à la soie. L'autre extrémité de l'intestin a été portée en face de la première et ces deux bouts ont été réunis par une suture de Lembert.

Les bords du mésentère ont été réunis par une suture tantôt continue, tantôt interrompue.

L'extrémité de l'appendice vermiculaire était enflammée et adhérente à la tumeur. L'appendice a été réséqué et le moignon a été fermé par trois sutures à la soie.

Après avoir nettoyé l'abdomen, on introduisit un drain en verre dont l'extrémité inférieure atteignait le bord du cul-de-sac de Douglas. L'abdomen a été suturé à la soie et le tube rejeté vers l'extrémité inférieure de la plaie.

L'intestin extirpé était long de trois pouces. En deux endroits sa paroi était envahie par le néoplasme qui avait le volume d'une grosse orange par suite même des anses qui lui étaient accolées. En ce point, la lumière de l'intestin était rétrécie et la muqueuse ulcérée. Il y avait une seconde tumeur séparée de la première par de l'intestin indemne. Le mésentère offrait plusieurs ganglions tuméfiés.

L'examen microscopique a montré un sarcome à cellules arrondies provenant du tissu sous-muqueux.

La malade supporta bien l'opération. La convalescence n'a été marquée par aucun incident.

La plaie guérit sans suppuration et la malade quitta l'hôpital le 23 novembre 1893.

OBSERVATION XIII

Un cas d'excision d'une portion de l'S iliaque.

Frédéric TREVES, *Lancet*, 11 mars 1893.

La femme X.., âgée de 44 ans et mariée, entre à l'hôpital le 27 novembre 1891.

Elle jouissait d'une santé excellente jusqu'au mois de juin 1891, époque à laquelle elle fut prise pour la première fois d'une attaque d'obstruction intestinale. Cette obstruction serait survenue à la suite de l'absorption d'une quantité considérable de maïs. Elle fut accompagnée de coliques, de vomissements, de constipation et de météorisme.

Au bout de quinze jours la malade était sur pied.

En août 1892, deuxième attaque, moins intense.

En septembre, une troisième beaucoup plus intense que les deux premières.

Les symptômes d'obstruction disparurent avant l'entrée à l'hôpital.

A ce moment, l'état général était bon. Pas d'ascite, pas trace de tumeur, pas de vomissements. Le toucher rectal et vaginal n'a révélé rien de particulier. Par moments on voit quelques anses intestinales se dessiner sous la paroi intestinale.

Le traitement consistait en repos, régime très sévère, massage quotidien de l'abdomen, purgatifs et lavements tous les jours.

Grâce à ces moyens, l'abdomen reprit bientôt ses dimensions norm -

les, une quantité énorme de matières fécales fut évacuée, l'appétit revint et la malade quitta l'hôpital complètement guérie après seize jours de traitement.

J'ai porté le diagnostic de stricture du gros intestin soit dans le côlon descendant, soit dans l'S iliaque.

Nous n'avons pas entretenu la malade de la nécessité de l'intervention.

L'absence des causes pouvant amener une obstruction vulgaire m'a fait penser qu'il s'agissait d'un épithélioma.

Le 15 novembre 1892, la malade revient pour se faire admettre à l'hôpital.

Pendant l'année, les premiers phénomènes s'accusèrent davantage et en augmentant d'intensité ils revenaient à des intervalles plus rapprochés. La constipation était plus opiniâtre, les douleurs plus violentes, les vomissements plus fréquents.

L'appétit était presque nul, la malade très pâle, très anémiée, avait beaucoup perdu de ses forces. L'abdomen, très distendu par l'ascite, mesurait 42 pouces de circonférence au niveau de l'ombilic. La patiente se plaignait de vives douleurs, les vomissements étaient fréquents et pénibles. Les purgatifs l'affaiblissaient et les lavements ne produisaient que fort peu d'effet.

Du repos et des opiacés soulagèrent un peu la malade et la préparèrent à l'opération, qui fut faite le 26 novembre.

L'abdomen a été ouvert par une incision médiane longue de 3 pouces. Le liquide ascitique retiré de la cavité abdominale remplit un grand seau.

A l'inspection de l'intestin on trouva un néoplasme annulaire occupant le sommet de l'S iliaque. Le néoplasme n'adhérait pas aux parties voisines et ne s'étendait pas au delà de l'intestin.

La cavité abdominale une fois débarrassée du liquide, la portion altérée de l'intestin a été tirée au dehors et soigneusement isolée par des éponges.

Le néoplasme affectait l'intestin sur une hauteur de 1 pouce 1/2. La portion d'intestin située au-dessous de l'étranglement était si distendue que sa circonférence était égale à celle de l'avant-bras d'un adulte. La portion placée au-dessus était au contraire grêle, vide, contractée.

Après avoir fait comprimer le côlon avec les doigts placés au-dessus et au-dessous de la tumeur, on réséqua à l'aide des ciseaux 7 pouces de l'S iliaque ainsi qu'une portion de mésocôlon. L'ouverture du mésocôlon iliaque fut fermée par deux sutures à la soie n° 2.

Il importait maintenant de fermer partiellement l'extrémité supérieure de façon que la partie laissée ouverte correspondît à la lumière de l'intestin inférieur. Nous y sommes parvenu en appliquant à la muqueuse une suture continue doublée d'une rangée extérieure de sutures de Lembert. Pour chaque suture on fit usage du fil de soie n° 1. La suture continue a été fixée par un nœud de couturière ; les sutures espacées avaient de petits nœuds arrondis de Hagedorn.

Les deux extrémités de l'intestin furent ensuite adaptées l'une à l'autre de la même façon, c'est-à-dire par une suture continue sur la muqueuse et une série de sutures de Lembert. En tout il a été appliqué environ cinquante sutures.

L'assistant ayant alors retiré ses doigts, on laissa passer le contenu de l'intestin et on constata la parfaite imperméabilité de la partie suturée.

L'intestin fut remis en place et la plaie extérieure fut fermée selon les règles usitées. L'opération dura une heure et demie. La plus haute température observée pendant la convalescence a été de 38,3 le soir du deuxième jour.

Le troisième jour il y eut cinq selles et du troisième au huitième jour on en compta vingt et une. On découvrit dans les matières des noyaux de cerises avalés depuis l'été précédent.

La plaie de la paroi abdominale guérit sans suppuration et les sutures en furent enlevées le dixième jour.

Le même jour on trouva dans les selles des débris de la muqueuse contenant une des sutures continues.

La guérison ne fut interrompue par aucun incident.

Le départ de la malade a été retardé par la formation d'une escharre qui s'était manifesté avant l'opération et qui n'était pas totalement guérie le 18 janvier 1893 quand la patiente quitta l'hôpital. A cette date l'intestin fonctionnait régulièrement sans le secours de purgatifs. L'abdomen était plat; ni douleurs, ni ascite, ni vomissements.

La malade marchait sans difficulté et aidait dans les différents travaux de la salle.

L'examen de la pièce a donné tous les caractères d'un épithélioma cylindrique.

TABLEAU RÉSUMÉ DES OBSERVATIONS DE CURE RADICALE DU CANCER DU GROS INTESTIN (RECTUM EXCEPTÉ)

Nos D'ORDRE	AGE SEXE	INDICATION BIBLIOGRAPHIQUE	SIÈGE ET NATURE DE LA TUMEUR	ANAMNESTIQUES	RÉSULTATS	OBSERVATIONS
1	H. 62	KRAUSSOLD. Centralblat für Chirurgie, 1881, t. VIII, p. 184 et in Thèse de Baillet. Paris, 1894.	Cancer du cœcum avec fistule.	La maladie remontait à un traumatisme datant de 6 ans.	Mort 2 heures après l'opération.	Incision comme pour la ligature de l'artère iliaque externe. On trouve dans la fosse iliaque une tumeur adhérente aux vaisseaux et au côlon ascendant. Résection du cœcum. Suture de Lembert.
2	H. 54	MAYDL. Wiener medicinisch Presse, 1883, p. 438 et in Thèse de Baillet. Paris, 1894.	Cancer du cœcum.	Troubles de la défécation depuis 8 mois.	Guérison.	Incision le long du bord externe du muscle grand droit. Tumeur mobile dans la fosse iliaque droite. Il est impossible d'attirer la tumeur au dehors. Résection de l'anse iléo-colique. Établissement d'un anus artificiel. Résection secondaire pour la cure de cet anus. Le malade est resté porteur d'une fistulette.
3	F. 54	SYDNEY JONES. The Lancet, 1885, 10 janvier et in Thèse de Baillet. Paris, 1894.	Carcinome du côlon ascendant et du côlon transverse.	Douleurs depuis 6 mois et, depuis 4 mois, constatation de la présence d'une tumeur.	Mort le troisième jour par péritonite.	Incision longitudinale sur la tumeur. Résection. Abouchements de l'iléon dans le côlon transverse. Fixation à la paroi avec fistule de sûreté.
4	H. 38	WHITHEAD. British med. Journal, 1885, p. 475 et in Thèse de Baillet. Paris, 1894.	Cancer du cœcum.	Douleurs depuis 18 mois.	Mort le treizième jour.	Incision le long du bord externe du grand droit. La tumeur est attirée dans la plaie. Résection : L'intestin grêle est suturé dans l'angle inférieur de la plaie, le gros intestin dans l'angle supérieur. Durée de l'opération 2 heures. Longueur d'intestin réséquée: 14 pouces.
5	H. 35	VON BERGMANN. Ernst Michels, Thèse de Berlin, 1885 et in Thèse de Baillet. Paris, 1894.	Cancer du cœcum.	Douleurs depuis un an. Depuis 6 mois, tumeur très mobile.	Guérison parfaitement maintenue 6 mois après.	Incision le long du muscle droit. Résection difficile. On attire la tumeur au dehors. Résection du mésentère et de 25 cent. d'intestin. Coupe oblique de l'iléon. Suture de Lembert.

N° D'ORDRE	AGE SEXE	INDICATION BIBLIOGRAPHIQUE	SIÈGE ET NATURE DE LA TUMEUR	ANAMNESTIQUES	RÉSULTATS	OBSERVATIONS
6	F. 24	Hofmann. *Wiener med. Presse*, avril 1885, p. 716 et *in* Thèse de Baillet. Paris, 1894.	Adéno-carcinome du cœcum.	Douleurs depuis 1 an. Tumeur découverte quelques semaines avant l'opération.	Guérison.	Incision le long du bord externe du muscle droit. Résection de 10 cent. du côlon et de 13 cent. d'intestin grêle. Section d'un lambeau triangulaire sur le gros intestin. Section oblique du petit. Suture de Lembert.
7	H. 51	Riedel. *Deutsche medical Wochenschrift*, 1886, p. 252 et *in* Thèse de Baillet. Paris, 1894.	Cancer du cœcum.	Tumeur depuis un an et demi, mobile, du volume du poing.	Guérison.	Laparotomie. Le côlon ascendant est fixé à la tumeur qui n'occupe que le cœcum, mais par suite des adhérences, on réséqua le côlon ascendant, une partie du transverse et une partie de l'iléon. On fixa le côlon transverse dans l'angle supérieur. De nombreux abcès se forment. Deuxième intervention. Sans ouvrir le péritoine, suture des deux extrémités intestinales, formation d'un éperon. Troisième intervention. Dissection des deux anses. Résection de 6 centimètres sur chacune, suture des deux extrémités, fermeture avec drainage.
8	F. 25	Sachs. *Presse médicale belge*, 1887, v. 31, p. 341 et *in* Thèse de Baillet. Paris, 1894.	Cancer du cœcum.	Douleurs depuis 2 ans. Tumeur mobile.	Mort dans la soirée.	Opérée pendant une crise aiguë d'obstruction intestinale. Incision le long du bord externe du droit. Ponction de l'intestin grêle. Section du côlon ascendant à quelques centimètres au-dessus du cœcum : l'intestin grêle est sectionné à quelques centimètres de la valvule. Création d'un anus artificiel. Durée deux heures.
9	F. 27	Barton. *Philadelphie report*, 1888, p. 597 et *in* Thèse de Baillet. Paris, 1894.	Epithélioma de la valvule de Bauhin.		Guérison.	Laparotomie. Résection de trois pouces d'intestin. Anus contre nature avec application immédiate de l'entérotome.
10	H. 37	Senn. *Journal of the american Association*, 1890, n. 24, p. 845 et *in* Thèse de Baillet. Paris, 1894.	Carcinome du cœcum.	Un an et demi. Tumeur.	Guérison.	Incision verticale au milieu du ligament de Poupart. Résection, énucléation du cœcum et du mésentère malade. Entérorraphie par apposition latérale avec plaques d'os décalcifié et suture de Lembert par précaution.

Nº D'ORDRE	AGE SEXE	INDICATION BIBLIOGRAPHIQUE	SIÈGE ET NATURE DE LA TUMEUR	ANAMNESTIQUES	RÉSULTATS	OBSERVATIONS
11	H. 48	König. Arch. für Klinisch. Chir., 1890, t. XL, p. 905 in Thèse de Baillet. Paris, 1894.	Cancer du cœcum.	Depuis un an symptômes abdominaux.	Mort par gangrène du côlon.	Incision sur la tumeur se dirigeant en bas et en dedans. Résection de 15 centimètres d'intestin. Les deux bouts sont suturés à la peau, car ils ne peuvent être rapprochés pour la suture.
12	H. 67	Matlakowsky. Deutsche Zeitschrift für Chirurgie, 1892, t. XXXIII, p. 357, et in Thèse de Baillet. Paris, 1894.	Cancer du cœcum.	Tumeur depuis un an.	Guérison.	Incision le long du bord externe du muscle grand droit. Incision en croix par une ligne allant de l'ombilic à l'épine iliaque antéro-supérieure, mais n'intéressant que la peau et le tissu cellulaire. Débridements nécessités par l'existence de trois collections purulentes. Le cœcum est réséqué, l'iléon et le côlon sont réunis. La paroi intestinale est réséquée. Les intestins sont réunis par une entérorraphie. Ictère. Pas de matières fécales dans la plaie.
13	F. 48	Péan. In Thèse de Baillet; Paris, 1894.	Cancer du cœcum.	Douleurs depuis 6 mois.	Mort.	Pas de détails sur l'opération. Résection du cœcum, entérorraphie. A l'autopsie, tout est parfait, sutures et péritoine, mais l'intestin est plein de sang.
14	H. 36	Bramann. Congrès chirurgiens allemands 1893, et in Thèse de Baillet. Paris, 1894.	Cancer du cœcum.	?	Guérison un an après, pas de récidive.	Résection de 15 centimètres d'iléon, du cœcum, du côlon ascendant et de la moitié du côlon transverse avec le mésentère correspondant. Entérorraphie circulaire.
15	F. 43	Frank. Clinique d'Albert Internation, Klinische Rundschau, Vienne, 1893, et in Thèse de Baillet. Paris, 1894.	Cancer du cœcum.	Depuis 2 ans troubles digestifs.	Guérison, Revu 7 mois après en très bon état.	Incision parallèle à l'arcade à égale distance de l'ombilic et de l'arcade de Fallope. Tumeur mobile du volume du poing; gros ganglions, résection de 35 centimètres, dont 20 pour le gros intestin. Entérorraphie (suture de Lembert).

N° D'ORDRE	AGE SEXE	INDICATION BIBLIOGRAPHIQUE	SIÈGE ET NATURE DE LA TUMEUR	ANAMNESTIQUES	RÉSULTATS	OBSERVATIONS
16	H. 48	FRANK. Clinique d'Albert. *Internationale Klinische Rundschau*, Vienne, 1893, et *in* Thèse de Baillet. Paris, 1894.	Cancer du cæcum.	Malade depuis 1 an.	Guérison.	Incision de 12 centimètres oblique en dedans et en bas. Résection du mésentère. Entérorraphie après diminution du côlon ascendant. Le morceau réséqué avait 12 centimètres.
17	H. 33	LAWSON. *The Lancet*. 25 mars 1893, et *in* Thèse de Baillet. Paris, 1894.	Tumeur maligne du cæcum.	Tumeur depuis 6 mois.	Guérison.	Incision long bord externe du grand droit droit. Entéro-anastomose de l'iléon et du côlon transverse à l'aide des plaques de Senn, après résection du cæcum. L'auteur insiste sur la difficulté de la suture au niveau du mésentère.
18	H. 56	BILLROTH (1884). *Arch. für Klinische Chirurg.* 1892, et *in* Thèse de Baillet. Paris, 1894.	Cancer du cæcum.	Tumeur constatée.	Mort le 7e jour attribuée à une couduure de l'intest.	Incision de l'ombilic au milieu de l'arcade de Fallope. Résection de côlon par une suture, pas de drainage. Le sixième jour, établissement d'un anus contre nature.
19	H. 54	BILLROTH (1884). *Arch. id.* 1892, et *in* Thèse de Baillet. Paris, 1894.	Carcinome du cæcum.	Tumeur dans la fosse iliaque.	Guérison.	Incision de 15 centimètres de long du muscle droit. Résection entérorraphie circulaire après résection et rétrécissement du côlon par suture et lambeau triangulaire.
20	H. 47	BILLROTH (1886). *Arch. id.* 1892 et *in* Thèse de Baillet. Paris, 1894.	Carcinome du cæcum.	Tumeur depuis 1 an 1/2.	Mort le quinzième jour par péritonite.	Incision oblique de 16 centimètres sur le grand axe de la tumeur. Extirpation du fascia iliaca adhérent, contre ouverture lombaire. Résection de 40 centimètres d'intestin. Suture de Czerny pour rétrécir le côlon.— Drainage. Durée de l'opération : 2 heures et demie.

N° D'ORDRE	AGE SEXE	INDICATION BIBLIOGRAPHIQUE	SIÉGE ET NATURE DE LA TUMEUR	ANAMNESTIQUES	RÉSULTATS	OBSERVATIONS
21	F. 42	BILROTH (1886). *Arch. id.*, 1892, et *in* Thèse de Baillet. Paris, 1894.	Carcinome du côlon.	Tumeur fixée depuis 2 mois.	Guérison.	Incision oblique dans la région inguinale droite. Section transversale, entérorraphie circulaire, drainage.
22	H. 40	BILROTH (1886). *Arch. id.*, 1892, et *in* Thèse de Baillet. Paris, 1894.	Cancer du cœcum.	Tumeur.	Mort vingt-quatre heures après l'opération.	Résection de 15 centimètres d'intestin, entérorraphie circulaire; on avait diagnostiqué une tumeur du rein.
23	H. 38	BILROTH (1889). *Arch. id.*, 1892, et *in* Thèse de Baillet. Paris, 1894.	Cancer du cœcum.	Tumeur du volume du poing; mobile.	Mort par péritonite septique vingt-quatre heures après l'opération.	Incision de l'iliaque externe. Suture circulaire, pas de drainage.
24	H. 54	BILROTH (1890). *Arch. id.*, 1892, et *in* Thèse de Baillet. Paris, 1894.	Carcinome colloïde et tuberculose du cœcum.	Douleurs depuis 5 mois.	Guérison suivie de cinq mois.	Incision de 15 centimètres, verticale et à 3 travers de doigt de l'ombilic. Section oblique de l'intestin grêle. Entérorraphie circulaire. Durée : 2 heures.
25	H.	BILROTH (1890). *Arch. id.*, et *in* Thèse de Baillet. Paris, 1894.	Carcinome du cœcum.	Tumeur dans la fosse iliaque, s'étendant jusqu'au foie.	Mort onze jours après par perforation du cœcum.	Incision sur la ligne axillaire, prolongée sur le ligament de Fallope. Résection en laissant une masse néoplasique adhérente à la colonne vertébrale. Entérorraphie après résection.
26	H. 47	CZERNY (1882). *Beiträge für Klinike Chirurgie* (1892), et *in* Thèse de Baillet. Paris, 1894.	Cancer du cœcum et du côlon.	Tumeur de 16 cent., suivant les mouvements respiratoires.	Mort quelques heures après l'opération.	Incision le long du bord externe de grand droit. On réunit l'iléon au côlon transverse. Opération très pénible. Durée, quatre heures et demie.

Nº D'ORDRE	AGE SEXE	INDICATION BIBLIOGRAPHIQUE	SIÈGE ET NATURE DE LA TUMEUR	ANAMNESTIQUES	RÉSULTATS	OBSERVATIONS
27	H. 52	Czerny (1887). Id. et in Thèse de Baillet. Paris, 1894.	Cancer du cæcum.	Tumeur depuis 5 mois.	Mort 2 jours après de péritonite septique.	Incision le long du muscle droit. L'uretère est isolé. Entérorraphie avec diminution du gros intestin. Durée, deux heures et demie.
28	H. 48	Czerny (1890). Id. et in Thèse de Baillet. Paris, 1894.	Cancer du cæcum.	Tumeur depuis 8 mois.	Mort par collapsus.	Incision parallèle à l'arcade. Résection de 19 centimètres après rétrécissement. Entérorraphie.
29	H. 42	Horteloup (13 déc. 1886). In Thèse de Camus. Paris, 1887.	Cancer de l'S iliaque épith. cylindrique.	Tumeur parallèle à l'arcade crurale gauche.	Mort le 16 décembre. Un petit point de perforation à l'intestin, mais circonscrit par des adhérences.	Incision parallèle à l'arcade, sauf à la partie supérieure où elle se rapproche un peu de la ligne médiane. Le bout supérieur est introduit dans le bout inférieur qui a été invaginé, de telle sorte que ces deux séreuses sont en contact. Les deux bouts de l'intestin sont suturés entre eux au catgut. Suture de la plaie abdominale.
30	H. 28	Reybard. Bull. de l'Ac. de Méd., IX, 1842, p. 1633, et in Thèse de Camus. Paris, 1887.	Cancer de l'S iliaque.	Tumeur grosse comme une pomme dans la fosse iliaque gauche.	Mort 1 an environ après l'opération.	Incision de 6 pouces, parallèle à la crête iliaque gauche et à 1 pouce au-dessus. Entérectomie et entérorraphie. La plaie est suturée.
31	H. 58	Thiersch. Verhandlung der Gesellchaft für Chirurgie, VIIe Congrès, 1878, et in Thèse de Camus. Paris, 1887.	Cancer de l'S iliaque.		Mort 12 heures après l'opération.	Obstruction aiguë. Avant que l'intestin fût suturé, les matières tombèrent dans le péritoine.
32	H.	Gussenbauer. Arch. für Klin. Chirurgie, XXIII, p. 233, et in Thèse de Camus. Paris, 1887.	Tumeur du côlon descendant.	Tumeur indolore dans la partie gauche du ventre.	Mort dans la nuit.	L'examen du rectum par la méthode de Simon montre une tumeur à la fin du côlon descendant. Incision allant de deux travers de doigt au-dessus de l'ombilic jusqu'à la symphyse et aussitôt après incision transversale allant jusqu'au fascia lumbo dorsalis. Suture de Lembert.

N° D'ORDRE	AGE SEXE	INDICATION BIBLIOGRAPHIQUE	SIÈGE ET NATURE DE LA TUMEUR	ANAMNESTIQUES	RÉSULTATS	OBSERVATIONS
33	H. 34	Baum (6 déc. 1878). Centr. f. Chirurg., n° 11, 1879, p. 169, et in Thèse de Camus. Paris, 1887.	Tumeur de l'angle droit du côlon.	Tumeur dans l'hypochondre droit.	Mort le 9e jour. Seule la partie médiane de la suture avait tenu, ce qui produit un phlegmon stercoral.	Le 6 décembre, création d'un anus sur l'intestin grêle et alors la tumeur devient apparente dans le bas de l'hypochondre droit. Le 13 janvier, incision longitudinale de 8 centimètres, commençant à 2 centimètres au-dessous du rebord costal et éloignée à droite de 6 centimètres de la ligne médiane. Puis, incision transversale supplémentaire de 3 centimètres. Résection, diminution du bout supérieur par une suture. Les matières sortent quelques jours après par la dernière ouverture.
34	H. 70.	Guyon. In thèse Ag. Peyrot, 1880, et in Thèse de Camus, Paris, 1887.	Epith. cylindrique de l'S iliaque.		Mort à 3 h. 1/2. Cu peu de sang et matières dans le petit bassin.	On opère alors que le malade n'a pas rendu de matières par l'anus depuis 26 jours. Laparotomie médiane, sonde dans le rectum. Résection de 6 centimètres d'S iliaque. Les deux bouts sont réunis par quinze sutures.
35	H. 57	Kraussold. In Thèse de Camus. Paris, 1887.	Cancer de l'S iliaque.		Récidive 6 mois après.	Le sujet présentait des phénomènes d'obstruction intestinale. Résection. Pas de détails sur l'opération elle-même.
36	F. 47	Czerny (27 avril 1880). Berl. Klin. Woch., n° 45, 1880, et in thèse de Camus. Paris, 1887.	Carcinome du côlon transverse avec adhérences à l'S iliaque.	Grosseur douloureuse à gauche.	Guérison. Récidive 6 mois après dans la cicatrice.	Incision de 12 centimètres parallèle aux fibres du grand oblique. Double résection: côlon transverse 11 centimètres et S iliaque 7 et demi. Entérorraphie. Drainage de la plaie abdominale.
37	F. 33	Fischer. In thèse de Köhler. Breslau, 1881, et in thèse de Camus. Paris, 1887.	Epithélioma cylindrique du côlon descendant.	Tumeur en forme de boudin dans la région de l'S iliaque.	Mort 22 mois après, malgré une opérat. palliative.	Phénomènes d'occlusion. Laparotomie médiane. Entérectomie 7 centimètres, suture à étages de Czerny. Fixation du point suturé à la paroi abdominale.

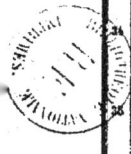

Nᵒ D'ORDRE	AGE SEXE	INDICATION BIBLIOGRAPHIQUE	SIÈGE ET NATURE DE LA TUMEUR	ANAMNESTIQUES	RÉSULTATS	OBSERVATIONS
38	?	TRÉVES. Lancet, 1882, p. 1071 et in thèse de Camus. Paris, 1887.	Tumeur du côlon descendant.		Mort 12 heures après. Rien n'avait filtré.	Opération in extremis. Le malade avait depuis plusieurs mois des symptômes d'obstruction. Incision médiane, entérorraphie.
39	F. 26	VON WAHL. Saint-Petersburg Med. Woch., nᵒ 9, 1883 et in thèse de Camus. Paris, 1887.	Côlon ascendant adhérent à une tumeur ovarienne maligne.		Guérison opératoire. Récidive au bout de 1 mois.	Le côlon ascendant ne put être attiré au dehors par suite de la petitesse de son méso. Entérectomie. Suture de Gussenbauer Czerny.
40	F. 56	BILLROTH (rapportée par Woelfler). Zeitschrift für Heilkunde, 1884, p. 103 et in thèse de Camus. Paris, 1887.	Carcinome colloïde du côlon transverse.	Tumeur depuis 10 ans.	Guérison.	Laparotomie médiane. Tumeur enlevée grosse comme une tête d'enfant, longueur d'intestin réséqué, 15 centimètres; entérorraphie. Au septième jour, petite fistule qui se ferme spontanément le quatorzième jour.
41	H. 54	MIKULICZ (rapportée par Schramm). Arch. für Klin. Chir. XXX, p. 685 et in thèse de Camus. Paris, 1887.	Cancer du côlon ascendant.		Mort par sphacèle de l'intestin consécutif à la section du méso.	Résection de 8 centimètres et de 2 gros ganglions. Entérorraphie.
42	F. 54	SYDNEY JONES. Lancet, 10 janvier 1885 et in thèse de Camus. Paris, 1887.	Cancer du gros intestin.	Tumeur depuis 4 mois.	Mort 4 jours après de collapsus.	Incision longitudinale de 4 à 5 pouces sur la tumeur qui siégeait à l'union du côlon ascendant et du côlon transverse. Résection. Entérorraphie circulaire. Fixation à la paroi. La plaie abdominale n'est fermée qu'en partie.

No D'ORDRE	AGE SEXE	INDICATION BIBLIOGRAPHIQUE	SIÉGE ET NATURE DE LA TUMEUR	ANAMNESTIQUES	RÉSULTATS	OBSERVATIONS
43	H.	LANGE. *New-York Med. Journ.*, 1886, p. 199 et *in* thèse de Camus. Paris, 1887.	Cancer du côlon ascendant.		Mort le 2ᵉ jour de péritonite.	Lésion du duodénum qui dut être suturée. Résection. Entérorraphie.
44	F. 32	LANGE. *Id.* et *in* thèse de Camus. Paris, 1887.	Cancer du côlon transverse et des ovaires.		Mort le 9ᵉ jour d'une péritonite par perforation.	Extirpation de la tumeur ovarienne. Résection intestinale. Entérorraphie. Durée: 2 heures et demie.
45	H. 57	VON BERGMANN. Resectionem wegen maligne tumoren, thèse de Michels. Berlin, 1886 et *in* thèse de Camus. Paris, 1887.	Cancer de l'intestin grêle, du côlon transverse et du pylore.	Tumeur grosse comme le poing à droite de l'ombilic.	Mort demi-heure après.	Incision de 14 centimètres sur la ligne blanche. Résection de 7 centimètres du côlon transverse, du pylore avec presque tout le duodénum, et de l'intestin grêle. Durée de l'opération: 5 heures. La cavité abdominale fut refermée après entérorraphie.
46		SCHEDE. *Deutsch. Med. Woch.*, 1878, p. 262 et *in* thèse de Godet. Paris, 1886.	Carcinome du côlon descendant.		Mort le lendemain sans péritonite.	Les deux bouts ne peuvent être rapprochés après l'entérectomie, il crée un anus artificiel.
47	H. 46	MARTINI. *Zeitschrift für Heilkun-* ., t. 1, Prague, 1880, p. 45 et *in* Thèse de Godet. Paris, 1886.	Cancer de l'S iliaque.		Guérison maintenue dix mois après.	Résection de 4 pouces d'intestin. Les 2 bouts ne peuvent venir au conctact. Création d'un anus artificiel.
48	F. 56	BRYANT. *Med. chir. Soc.*, 20 mars 1882 et *in* Thèse de Godet. Paris, 1886.			Guérison durant encore 5 mois après.	La colotomie lombaire avait été faite au-dessous de l'obstacle. Anus contre nature après résection.

N° D'ORDRE	AGE SEXE	INDICATION BIBLIOGRAPHIQUE	SIÈGE ET NATURE DE LA TUMEUR	ANAMNESTIQUES	RÉSULTATS	OBSERVATIONS
49	F. 56	WŒFFLER. Congrès Chirurgie, 1883, et in Thèse de Godet. Paris 1886.	Cancer colloïde de l'intestin.	Tumeur depuis 10 ans.	Guérison.	Laparotomie le 28 janvier 1883. Résection de 15 centimètres de côlon transverse, entérorraphie.
50	F. 52	RINDFLEISCH. In Statistique Czerny-Rindfleisch.	Carcinome médullaire du côlon transverse adhérent à l'intestin grêle.	A Pâques 1887, douleur de ventre et fièvre légère. Tumeur découverte treize jours après ; tumeur large de 15 centimètres près de l'ombilic.	Mort vingt-quatre heures après l'opération.	Laparotomie le 11 juillet 1887 ; incision sur la ligne blanche. Résection de 18 centimètres du côlon transverse et de 25 centimètres de l'intestin grêle. Double entérorraphie circulaire.
51	F. 45	RINDFLEISCH. In Statistique Czerny-Rindfleisch.	Squirrhe de 8 centimètres de l'S iliaque.	Depuis juillet 1890, diarrhée, douleurs ; trois semaines avant l'entrée, constipation absolue, météorisme colonal.	Guérison. Revue en bonne santé le 16 mai 1892.	Colotomie gauche le 17 octobre 1890. Le 19 novembre, laparotomie sur la ligne blanche. Résection, suture circulaire. Selles spontanées quotidiennes depuis le 20 décembre ; sortie le 15 janvier 1891.
52	F.	RINDFLEISCH. In Statistique Czerny-Rindfleisch.	Carcinome gros comme une pomme dans le côlon descendant avec imperméabilité presque absolue.	Jour de l'an 1890, influenza ; ensuite diarrhée. Accouchement, fièvre légère, constipation qui alla jusqu'à l'obstruction avec météorisme colonal.	Guérison. Bien portante le 29 mai 1892 ; selles régulières ; petite éventration à droite.	Le 8 janvier 1891, colostomie ayant porté sur le cœcum. Le 4 février, sous-anesthésie ; on découvre la tumeur. Le 9 février, laparotomie avec incision en biais. Résection, suture circulaire. Le 17 février, première selle. Le 27 février, fistule cœcale qui guérit. Exéatée le 14 mars 1891.
53	H. 45	RINDFLEISCH. In Statistique Czerny-Rindfleisch.	Cancer de l'S iliaque ayant une hauteur de 4 à 5 centimètres.	Constipation depuis longtemps. Depuis 6 mois douleurs violentes ; météorisme ; rétention fécale ; tumeur non décelable.	Guérison. Très bonne mine en mai 1892.	Laparotomie médiane. Résection, suture. Guérison sans accidents.

Nᵒˢ D'ORDRE	AGE SEXE	INDICATION BIBLIOGRAPHIQUE	SIÈGE ET NATURE DE LA TUMEUR	ANAMNESTIQUES	RÉSULTATS	OBSERVATIONS
54	F. 47	RINDFLEISCH. In Statistique Czerny-Rindfleisch.	Carcinome du côlon transverse et de l'S iliaque.	Commencement en novembre 1879 avec une tumeur dans la fosse iliaque gauche ; depuis, embarras gastrique, diarrhée, inappétence, nausées. Tumeur dure et bosselée, grosse comme un œuf et mobilisable un peu.	Guérison opératoire. Morte le 8 novembre 1880, de pneumonie mais avec récidive et métastase.	Le 27 avril 1880, incision de 12 centimètres dans l'hypochondre gauche. Tumeur adhérente à la grande courbure de l'estomac et à l'S iliaque sur une assez grande étendue. Résection double. Double entérorraphie par suture.
55	H. 45	RINDFLEISCH. In Statistique Czerny-Rindfleisch.	Carcinome du cœcum et du côlon ascendant.	Depuis longtemps, diarrhée. A Pâques 1883, douleur rongeante au cœcum, selles irrégulières. En février 1884, constipation opiniâtre avec hémorrhagie intestinale. Tumeur depuis l'automne 1883, mouvante, en boudin.	Mort 48 heures après par péritonite purulente.	Le 7 juin 1884, laparotomie le long du bord externe du grand droit. Des invaginations du cœcum, résection de 23 centimètres de la région iléo-cœcale. Durée deux heures un quart. Entérorraphie circulaire par sutures.
56	F. 34	RINDFLEISCH. In Statistique Czerny-Rindfleisch.	Sarcome du gros intestin et de l'épiploon.	Opérée d'un sarcome de l'ovaire, le 22 novembre 1881. Bien portante depuis, il y a 3 mois, douleurs et, depuis 3 semaines, tumeur mobile, grosse comme le poing, entre l'ombilic et la symphyse.	Guérie ; le 21 mai 1892 encore bien portante.	Le 21 juin 1886, laparotomie médiane. Résection de 13 centimètres de gros intestin. Suture circulaire. Quelques ganglions mésentériques sont enlevés. Pleuro-pneumonie droite. Pleurotomie, drainage, guérison.

Nos D'ORDRE	AGE SEXE	INDICATION BIBLIOGRAPHIQUE	SIÈGE ET NATURE DE LA TUMEUR	ANAMNESTIQUES	RÉSULTATS	OBSERVATIONS
57	F. 50	Ilott. Lancet, 3 mars 1894.	Carcinome du cæcum, de la valvule et de l'appendice.	Pas de maladies antérieures. Depuis 6 mois, douleurs dans le côté droit de l'abdomen. Depuis 4 mois, tumeur augmentant progressivement de volume. Alternances de constipation et de diarrhée; selles sanglantes.	Guérison.	Le 26 juin 1893, laparotomie latérale de 4 pouces. Le néoplasme est tiré en dehors et dégagé par section du mésocôlon. Résection. Ablation de ganglions. Anastomose intestinale par l'emploi de plaques décalcifiées de Senn. 15 gouttes de teinture d'opium dans les premières 24 heures. Le 11 juillet, poisson, pain, pudding. Le 2 septembre, exeat.
58	F. 38	Horroks. Brit. med. Journal, 3 février 1894.	Sarcome embryonnaire.	A droite, au-dessus du ligament de Fallope, tumeur bilobée.	Guérison.	Le 29 septembre, laparotomie exploratrice. Le 19 octobre, laparotomie médiane. Incision de 3 pouces dans la région sus-ombilicale. La tumeur est attirée au dehors. Résection en V du mésentère. Résection. Suture des deux bouts en employant un tube osseux de Paul. Drainage de la cavité abdominale. L'appendice a été réséqué. Exeat le 23 novembre.
59	F. 22	Sendler. Münchener med. Wochenschr., 2 janvier 1894.	Carcinome ayant débuté par la valvule de Bauhin.	Mars 1893, douleur à droite. Bientôt après, elle s'aperçoit d'une tumeur.	Guérison.	Le 18 août 1893, laparotomie sur la tumeur. Le cæcum adhère à la paroi abdominale. Résection du cæcum et d'une partie du côlon ascendant. Suture. Durée deux heures. Abcès de la paroi. Exeatée un mois après.

Nos D'ORDRE	AGE SEXE	INDICATION BIBLIOGRAPHIQUE	SIÈGE ET NATURE DE LA TUMEUR	ANAMNESTIQUES	RÉSULTATS	OBSERVATIONS
60	H.	Körte, *Berliner Klinische W.*, 11 septembre 1893.	Carcinome du cœcum et du côlon ascendant.	Tumeur dans la région cœcale.	Guérison parfaite 16 mois après.	Le 21 septembre 1891, incision oblique jusqu'à la ligne axillaire. Section de l'iléon à quelques travers de doigt de la valvule et du côlon ascendant à son angle hépatique. Il est assez difficile de réunir les deux bouts. Les deux bouts sont placés dans la plaie. Quatre semaines plus tard, guérison par résection de l'anus contre nature. Hernie assez volumineuse dans la région de la plaie.
61	H. 28	Sklifossovsky rapporté par Tchoubrov. *Chirourgicheskaia Lietopis*, 1893, liv. III.	Carcinome du cœcum.	Tumeur mobile dans la région iliaque droite avec douleurs intenses revenant périodiquement. Quelques fibrilles musculaires des hématies et des cellules de pus dans les selles. Alternances de constipation et de diarrhée.	Guérison.	Le 11 mars, opération par le professeur Sklifossovsky. Incision parallèle au ligament de Poupart. Résection. Les deux bouts terminaux sont fermés par des sutures à deux étages. Au-dessus, entéro-anastomose par apposition latérale au moyen de sutures. Le neuvième jour, suppuration dans le tissu cellulaire sous-cutané. Le quatorzième jour, évacuation de selles moulées. En mai, la malade quitte l'hôpital.
62	F. 44	Trèves, *Lancet*, 11 mars 1893.	Epithélioma cylindrique de l'S iliaque.	En juin 1891, attaque d'obstruction intestinale ayant duré 15 jours. En août et septembre, deux nouvelles attaques. En novembre 1892, ascite, douleurs, vomissements.	Guérison.	Le 26 novembre, laparotomie médiane de 3 pouces de longueur. Néoplasme annulaire de l'S iliaque. Résection de 7 pouces de l'S iliaque. Le bout supérieur est rétréci à l'aide d'une suture; les deux bouts sont réunis par une suture de Lembert. Durée, une heure et demie. Le troisième jour, cinq selles. Exeat, le 18 janvier 1893.

N° D'ORDRE	AGE SEXE	INDICATION BIBLIOGRAPHIQUE	SIÈGE ET NATURE DE LA TUMEUR	ANAMNESTIQUES	RÉSULTATS	OBSERVATIONS
63	F. 33	Daves. *Arch. prov. de Chir.*, 1892.	Tumeur du côlon (angle hépatique).	Tumeur peu mobile.	Morte de cachexie.	Laparotomie. Par suite des délabrements mésentériques, on fait un anus contre nature. Sphacèle du bout supérieure sur une longueur de 6 à 8 centimètres.
64	F.	Reclus. *In* Traité de thérap. chirurg., t. II, p. 872.	Cancer de l'S iliaque		Mort dans la première semaine.	Opération *in extremis*. La tumeur est amenée facilement au dehors et laissée sous suture comme dans l'opération de l'anus en deux temps par le procédé de l'auteur.
65	F. 58	Reverdin. *Arch. prov. de Chir.*, janvier 1893.	Epithélioma du gros intestin.	Ventre saillant, peau violacée au-dessous de l'ombilic. Fluctuation plus profondément, masse dure. Pas de diagnostic.	Guérison maintenue 4 mois après	Le 1er avril, incision médiane donnant issue à un litre de pus fétide sorti d'une cavité. Au-dessous de la paroi, on sent la tumeur adhérente. Les adhérences cèdent, la tumeur, du volume des deux poings, est attirée au dehors; elle est constituée par un cancer du côlon transverse, s'étendant assez loin sur l'S iliaque. Résection de l'intestin; le bout inférieur est invaginé, fermé par une suture séreuse et abandonné dans la cavité. Le bout supérieur est fixé à la paroi.
66	F. 46	Th. Auger. *In* Thèse d'Artus. Paris, 1894.	Epithélioma du cœcum.	En mars 1893, quelques douleurs abdominales. En juillet, les douleurs se localisent dans la fosse iliaque droite où apparaît une tumeur qui, au moment de l'entrée à l'hôpital, est grosse comme le poing.	Guérison.	Le 7 septembre, opération. La paroi abdominale est infiltrée; elle est réséquée sur une étendue égale à celle de la paume de la main. Deux clamps garnis de caoutchouc sont mis l'un sur le côlon ascendant, l'autre sur la partie terminale de l'iléon. Réséction au-dessous des clamps. Entérorraphie circulaire, sutures muco-muqueuses par sutures de Lembert. Drainage de la cavité abdominale puis une mèche de gaze iodoformée. Durée, deux heures et quart. Lavements nutritifs pendant cinq jours. Exeatée, le 19 octobre.

N° D'ORDRE	AGE SEXE	INDICATION BIBLIOGRAPHIQUE	SIÈGE ET NATURE DE LA TUMEUR	ANAMNESTIQUES	RÉSULTATS	OBSERVATIONS
67	H. 19	Harn. *Berliner Klinische Wochenschrift*.	Sarcome de la valvule iléo-cœcale.	Depuis plusieurs semaines, perte de l'appétit et troubles de la défécation. **Tumeur** mobile à l'épigastre.	Guérison.	Le 12 août 1886, incision le long du bord de la masse sacro-lombaire droite de la douzième côte à la crête iliaque. Incision secondaire à direction transverse. Résection de la tumeur. Suture des deux bouts de l'intestin à la paroi. Le 15 août, première garde-robe. Le 2 décembre, l'entérotome est appliqué.
68	H. 22	Bassini. *Congrès des Sciences de Padoue*, 1887.	Lymphosarcome de de la valvule iléo-cœcale.	En novembre 1886, douleurs dans le côté droit du ventre avec un peu de météorisme. En janvier 1887, douleurs violentes. Tumeur du volume du poing dans la fosse iliaque	Guérison.	Le 1er avril 1887, résection de l'intestin; invagination de 3 centimètres d'intestin dans le côlon; suture de Lembert.
69	F. 27	Gilford *Lancet*, 29 juillet 1893.	Sarcome du cœcum. (?)	Toujours constipée; depuis son enfance embarras gastrique douloureux. En janvier 1893, douleur ombilicale. Le diagnostic de sarcome du rein est porté.	Guérison.	Le 13 février 1893, intervention par la voie lombaire. Résection oblique de l'iléon, normale à l'axe pour le côlon. Entérorraphie. Durée, deux heures. Drainage. On a enlevé 8 centimètres de côlon ascendant, le cœcum, 7 centimètres d'iléon.
70	F. 53	Senn. *Journal of the American medical Association*, 1890, p. 845.	Invagination avec carcinome de la valvule.	Depuis un an, accès de vomissements se répétant une fois chaque mois. Tumeur mobile de la grosseur d'une orange au-dessus et à droite de l'ombilic. État cachectique.	Mort le 3e jour de péritonite.	La tumeur, après laparotomie, est reconnue comme formée par le cœcum invaginé dans le côlon transverse. On fait une désinvagination partielle, puis après résection les deux bouts sont fermés et on pratique une entérorraphie par opposition latérale au moyen de plaques. Durée, une heure et demie.

N.º d'ordre	AGE SEXE	INDICATION BIBLIOGRAPHIQUE	SIÈGE ET NATURE DE LA TUMEUR	ANAMNESTIQUES	RÉSULTATS	OBSERVATIONS
71	H. 36	Mac Cormac. *Lancet*, 1892, p. 310.	Invagination avec carcinome.	Cinq mois avant l'entrée à l'hôpital, douleurs violentes dans la région ombilicale et cela pendant un jour. Ces accès se reproduisent ensuite. Selles sanguinolentes, amaigrissement. Tumeur mobile dans la région inguinale droite.	Guérison.	Le 10 décembre 1890, laparotomie médiane. Invagination dans le cœcum. Résection. Un anus contre nature est fait. Le 26 février 1891, libération des deux bouts de l'intestin par une incision elliptique. Suture des deux bouts. Les clamps sont enlevés et l'anse intestinale est réduite dans la cavité abdominale. En octobre, toute trace de fistule a disparu.
72	H. 55	Lauenstein. Congrès de Berlin, 1890.	Invagination iléo-cœcale avec carcinome.	Avait senti une grosse tumeur dans sa fosse iliaque droite.	Guérison.	Laparotomie, résection de 70 centimètres d'intestin; entérorraphie circulaire.
73	F. 40	Billroth. *In* thèse de Baillet. Paris, 1894.	Invagination iléo-cœcale dans le côlon ascendant produite par une tumeur carcinomateuse du cœcum.	Depuis huit mois, douleurs au-dessus de l'ombilic; vomissements fréquents. Amaigrissement.	Guérison.	Le 4 juillet 1888, laparotomie sous-ombilicale. Résection. Sutures des musculeuses et suture de Lembert. Exeatée trois semaines après.
74	H. 45	Czerny. *In* thèse de Baillet. Paris, 1894.	Invagination et cancer.	Depuis deux ans, douleurs dans la région cæcale. Tumeur allongée dans la région du côlon ascendant et du côlon transverse.	Mort par péritonite généralisée 36 heures après.	Le 7 juin 1894, laparotomie. Le cœcum est invaginé dans le côlon ascendant, 10 centimètres d'iléon et 13 centimètres de côlon sont réséqués. Entérorraphie. Durée: 2 heures et demie.

N° D'ORDRE	AGE SEXE	INDICATION BIBLIOGRAPHIQUE	SIÈGE ET NATURE DE LA TUMEUR	ANAMNESTIQUES	RÉSULTATS	OBSERVATIONS
75	H. 32	BILLROTH. In thèse de Baillet. Paris, 1894.	Invagination du cæcum par cancer.	En janvier 1890 douleurs dans la région ombilicale. Tumeur dure en forme de boudin, au-dessus de l'ombilic.	Mort par péritonite.	En mars 1890, laparotomie. La tumeur est formée par une invagination du cæcum dans le côlon transverse. Résection du cæcum et de 5 centimètres du côlon ascendant. Sutures.
76	H. 60	BILLROTH. In thèse de Michels, 1885.	Carcinome du côlon descendant.		Mort 14 heures après.	Laparotomie, résection; on ne peut arriver à rapprocher les deux bouts; on les fixe dans la plaie après avoir fermé le bout inférieur. Plusieurs ponctions sont nécessaires pour rentrer l'intestin.
77	H. 60	BILLROTH. In thèse de Michels, 1885.		Tumeur non mobilisable du volume d'une tête d'enfant.	Mort 8 heures après.	Laparotomie, résection de 22 centimètres d'intestin. Les deux bouts ne peuvent pas être amenés au contact. Anus contre nature.
78		VOLKMANN. In thèse de Michels, 1885.	Carcinome colloïde de l'S iliaque.		Guérison opératoire. Mort moins d'un an après de récidive.	Quatre pouces de côlon sont réséqués. Création d'un anus contre nature. Plus tard, guérison de l'anus.
79	F. 22	KUESTER. Berl. Klin. Woch., 20 juin 1887.	Cancer colloïde du côlon transverse.	Jamais d'enterorragie, ni diarrhée, ni constipation; tumeur peu mobile, plus grosse que le poing, bosselée dans la fosse iliaque gauche.	Guérison.	Incision comme pour lier l'iliaque primitive. L'estomac est adhérent. Résection.

N° D'ORDRE	AGE SEXE	INDICATION BIBLIOGRAPHIQUE	SIÈGE ET NATURE DE LA TUMEUR	ANAMNESTIQUES	RÉSULTATS	OBSERVATIONS
80	F. 50	Von Bergmann. *Berl. Klin. Woch.*, 18 juin 1888.	Cancer du côlon descendant.		Guérison maintenue 5 mois après.	La laparotomie montre non seulement que le côlon descendant est malade, mais encore une autre anse du gros intestin. L'anse adhérente est réséquée et ses deux bouts réunis. Le côlon descendant est réséqué ainsi qu'un grand tronçon du mésocôlon ; les deux bouts du côlon sont fixés dans la paroi. Deux jours après, le ventre est rouvert à cause de la fièvre et l'anse primitivement suturée est attirée au dehors. Elle présente des plaques de sphacèle, aussi est-elle fixée dans la plaie, ce qui porte à quatre le nombre des orifices intestinaux ouverts dans la plaie. Quatre semaines plus tard, élimination d'une anse gangrénée ayant près d'un pied de longueur. Plus tard on ne trouva que deux orifices intestinaux ce qui démontre que l'élimination avait porté sur la portion du gros intestin comprise entre l'extrémité supérieure de la portion cancéreuse et l'extrémité inférieure de l'anse adhérente réséquée. L'éperon a été détruit et il ne reste plus qu'à fermer l'anus artificiel.
81	H. 63	Kocher. *Correspondenz-Blatt für schweizer Aerzte*, 1er avril 1890.	Cancer de l'S iliaque et de l'intestin grêle.	Coliques après les repas depuis 1 an. Tumeur de la symphyse jusqu'à deux travers de doigt au-dessous de l'ombilic, dure, irrégulière, mobile.	Guérison.	La 12 novembre 1889, laparotomie. Cancer de l'S iliaque qui a déjà perforé deux anses d'intestin grêle auxquelles il a adhéré. Triple entérectomie sur le côlon iliaque et les deux anses d'intestin grêle. Double rang de sutures, l'un profond intéressant toute l'épaisseur de la paroi intestinale, l'autre séreux. Les deux anses grêles sont réduites, l'S iliaque est fixée au dehors de la plaie abdominale vu l'impossibilité de pratiquer la suture sur toute sa circonférence. Exeat le 11 janvier 1890.

N° D'ORDRE	AGE SEXE	INDICATION BIBLIOGRAPHIQUE	SIÈGE ET NATURE DE LA TUMEUR	ANAMNESTIQUES	RÉSULTATS	OBSERVATIONS
82	F. 85	ISRAEL. Berl. Klin. Woch., 12 mars 1894.	Carcinome de l'S iliaque.	Vingt ans auparavant, une attaque d'occlusion. Selles supprimées depuis 6 semaines, au moment de l'entrée à l'hôpital.	Guérison.	Anus contre nature dans la fosse iliaque, gauche le 9 juin 1892. Le 23 avril 1893, dilatation de l'orifice de l'anus artificiel. Le 8 septembre 1893, résection intestinale pour supprimer la tumeur. Le 11 janvier 1894, cure extra-péritonéale de l'anus contre nature.
83		HASSLER. Berl. Klin. Woch., juin 1893.	Adénosarcome de l'iléon, du cœcum, du côlon ascendant, du côlon transverse.		Guérison.	Résection, suture.
84	F. 53	LITTLEWOOD. Lancet, 13 octobre 1894.	Cancer du côlon ascendant.	Depuis 2 ou 3 mois, douleurs dans la région ombilicale et les reins. Pas de selles depuis 5 jours.	Guérison opératoire. Mort le 14 mars 1894, de cancer du foie.	Anus contre nature le 10 septembre 1893. Le 10 octobre, résection entérorraphie. Durée : une heure et quart. Le 18 novembre, cure de l'anus contre nature et cela extra-péritonéalement.
85	F. 45	O. BLOCH. Archives médicales du Nord, 1892.	Cancer de l'S iliaque.	Tumeur dans la fosse iliaque gauche. Douleurs. Le diagnostic porté est fibrome sous-péritonéal.	Mort 20 heures après, de péritonite généralisée.	Incision de 10 centimètres, parallèle à l'arcade de Fallope. Les fibres musculaires les plus profondes adhèrent à la tumeur. Le péritoine est incisé en dehors des parties adhérentes. On trouva un carcinome de l'S iliaque. Résection, entérorraphie circulaire.
86	F. 39	DEMONS.	Cancer du côlon ascendant.	Tumeur dans la fosse iliaque droite, constatée plusieurs mois avant l'opération.	Guérison opératoire. Récidive sur place.	Le 28 juin 1894, incision lombaire de la néphropexie. On trouve bien le rein déplacé, mais il existe aussi une autre tumeur. L'incision est prolongée en bas et en avant, parallèlement à l'arcade de Fallope. On découvre alors une tumeur siégeant dans le côlon ascendant. La tumeur est attirée au dehors. Résection oblique pour l'iléon, perpendiculaire à l'axe pour le côlon ascendant. Entérorraphie.

N° D'ORDRE	AGE SEXE	INDICATION BIBLIOGRAPHIQUE	SIÈGE ET NATURE DE LA TUMEUR	ANAMNESTIQUES	RÉSULTATS	OBSERVATIONS
87	F. 60	Demons.	Epithélioma cylindrique du côlon.	La malade fait remonter à deux ans le début de son affection. Troubles intestinaux. Douleurs dans l'hypochondre gauche.	Guérison maintenue parfaite 17 mois après l'opération.	Le 7 juin 1893, laparotomie médiane. Résection et création d'un anus contre nature. Le 2 décembre 1893, guérison de l'anus contre nature.
88	H. 26	O. Bloch. *Archives médicales du Nord*, 1893.	Cancer de l'S iliaque.	A eu précédemment des atteintes d'obstruction intestinales.	Guérison opératoire. Mort 11 mois 1/2 après de cancer du foie.	Le 9 janvier 1891, incision de 8 centimètres dans la fosse iliaque gauche. On fixe au dehors environ 25 centimètres d'intestin comprenant la partie cancéreuse. Le 8 février, résection de la partie cancéreuse. Le 30 mai 1891, résection intestinale pour guérir le malade de son anus contre nature.
89	F. 24	O. Bloch. Hospitalsdidende optgenelser of pratik longekunst.	Cancer du côlon descendant.	Depuis mars 1893, douleurs abdominales. Constipation opiniâtre.	Guérison parfaite 3 mois après l'opération.	Le 6 mai 1894, laparotomie. L'anse malade est attirée dans la plaie et fixée à la paroi. Le 20 mai, résection de la partie malade. Essai de fermeture du bout périphérique de l'intestin. Le 2 juillet suivant, la malade est exeatée.

CONCLUSIONS

1° La cure radicale du cancer du gros intestin (rectum excepté) peut et doit être tentée dans la plupart des cas;

2° Les contre-indications sont tirées de l'état général du malade, du volume et des adhérences de la tumeur et surtout de l'existence de symptômes d'occlusion aiguë ou de généralisation;

3° Pour cette cure, les procédés lents seront préférés à la résection avec rétablissement immédiat de la continuité du tube intestinal;

4° Le procédé de O. Bloch paraît être le procédé de choix en ce qui concerne l'ablation même du néoplasme. Pour la cure de l'anus contre nature créé dans son second temps, ce procédé a encore à faire ses preuves;

5° Dans les rares cas où l'ablation de la tumeur ne pourra être faite par le procédé de Bloch, on pratiquera la résection immédiate avec fixation des deux bouts d'intestin à la paroi abdominale. L'anus contre nature ainsi formé sera traité ensuite par l'entérotome ou l'entérectomie quand l'absence de récidive aura permis d'espérer une survie prolongée.

INDEX BIBLIOGRAPHIQUE

Artus.— Thèse de Paris 1894.

Bloch. — *Hospitalsdidende optgenelser af praktisk lægekunst*, 24 octobre 1804.

Bloch. — *Nord. Med. Arkiv.*, 1802, nos 1 et 8.

Baillet. — Thèse de Paris, 1894.

Bryant. — *Med. chir. Soc.*, 20 mars 1882.

Balance. — *The Lancet*, 1883, p. 585.

Billroth. — *Arch. für Klinische Chirurgie*, 1892, p. 661.

Barton. — *Philadelphie report*, 1888, p. 597.

Bramann. — Congrès des chirurgiens allemands, 1893.

Bassini. — Congrès des sciences de Padoue, 1887.

Czerny. — *Beitrage für Klinische Chirurgie*, 1892, p. 661.

Camus. — Thèse de Paris, 1887.

Demons. — Société de Chirurgie, 1894.

Dezeimeris. — *Journal des connaissances méd. chir.*, 1836.

Dupau. — Thèse d'agrégation, Paris, 1883.

Doyen. — *Arch. prov. de Chirurgie*, 1892.

Du Castel.— *Arch. générale de méd.*, 1882, t. CL, p. 20.

Forgue et Reclus. — Traité de Thérapeutique chirurgicale, t. II.

Frank. — *Internationale Klinische Rundschau*, Vienne, 1893, p. 934 et 1006.

Godet. — Thèse de Paris, 1886.

Gilfort. — *Lancet*, 29 juillet 1893.

Guyon. — *In* thèse de Dupau. Paris, 1883.

Hassler. — *Berliner Klin. Woch*, 3 juin.

Hans. — *Berliner Klin. Woch.*

Horroks. — *British Med. Journ.*, 3 janvier 1894.

Hévin. — Mémoires de l'Académie de chirurgie, 1768, t. IV, p. 201.

Hofmolk. — *Wiener Med. Presse*, avril 1885, p. 170.

Ilott. — *Lancet*, 3 mars 1894.

Israel. — *Berliner Klinische Woch.*, 12 mars 1891.

Julius Hochenegg. — *Wiener Klin. Wochens.*, 1891, n° 53.

Köhler. — Thèse de Breslau, 1881.

Kuester. — *Berliner Klin. Woch.*, 20 juin 1887.

Körte. — *Berliner Klin. Woch.*, 17 septembre 1893.

König. — *Arch. für Klin. Chirurgie*, 1890, p. 905.

Kraussold. — *Centralblatt für Chirurgie*, 1881, t. VIII, p. 184.

Kocher. — *Correspondenz Blatt für Schweizer Aertze*, 1er avril 1890.

Koeberlé. — *Bulletin Thérapeutique*, 1882.

Lawson. — *The Lancet*, 25 mars 1893.

Litlewood. — *The Lancet*, 13 octobre 1894.

Lauenstein. — Congrès de Berlin 1890.

Lafforgue. — Thèse de Lyon, 1893.

Lahmann. — *The Lancet*, 1883.

Marshall. — *The Lancet*, 1882.

Maydl. — *Ueber den Damkrebs.* Wien, 1883.

Michels (Ernst). — Thèse de Berlin, 1885.

Martini. — *Zeitschrift für Heilkunde.* Prague, 1881, t. I, p. 208.

Mayo Robson. — *Semaine médicale*, 7 décembre 1893.

Mac Cornac. — *The Lancet*, 1892, 310.

Matlakowski. — *Deutsche Zeitschrift für Chirurgie*, 1892, p. 347.

Maydl. — *Wiener med. Presse*, 1883, p. 438.

Peyrot. — Thèse d'agrégation. Paris, 1880.

Rindfleisch. — Statistique Czerny-Rindfleisch, 1892.

Reybard. — *Bull. Acad. méd.*, t. IX, p. 1031.

Riedel. — *Deutsche med. Woch.*, 1886, p. 252.

Reichel. — *Deutsche Zeitschr. für Chirurgie*, 1884, p. 230.

Reverdin. — *Arch. prov. de Chir.*, janvier 1893.

Syndev Jones. — *The Lancet*, 10 janvier 1885.

Senn. — *Journal of the American Association*, 1890, p. 845.

Sendler. — *Münchener med. Wochensch.*, 2 janvier 1894.

Sacré. — *Presse médicale belge*, 1887, p. 241.

Steven. — *Brit. med. journ.*, 1892, p. 845.

Treves. — *The Lancet*, 11 mars 1893.

Tchouprov. — *Chirurgicheskaia Lietopis*, 1893, liv. III.

Von Bergman. — *Berl. Woch.*, 18 juin 1888.

Volkmann. — *In* thèse de Michels, Berlin, 1885.

Whithead. — *British med. Journ.*, janvier 1885, p. 171.

Woeffler. — Congrès de Chirurgie, 1883.

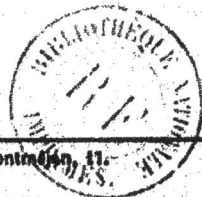

18,643. — Bordeaux, Vᵉ Cadoret, Impr., rue Montméjan, 11.—

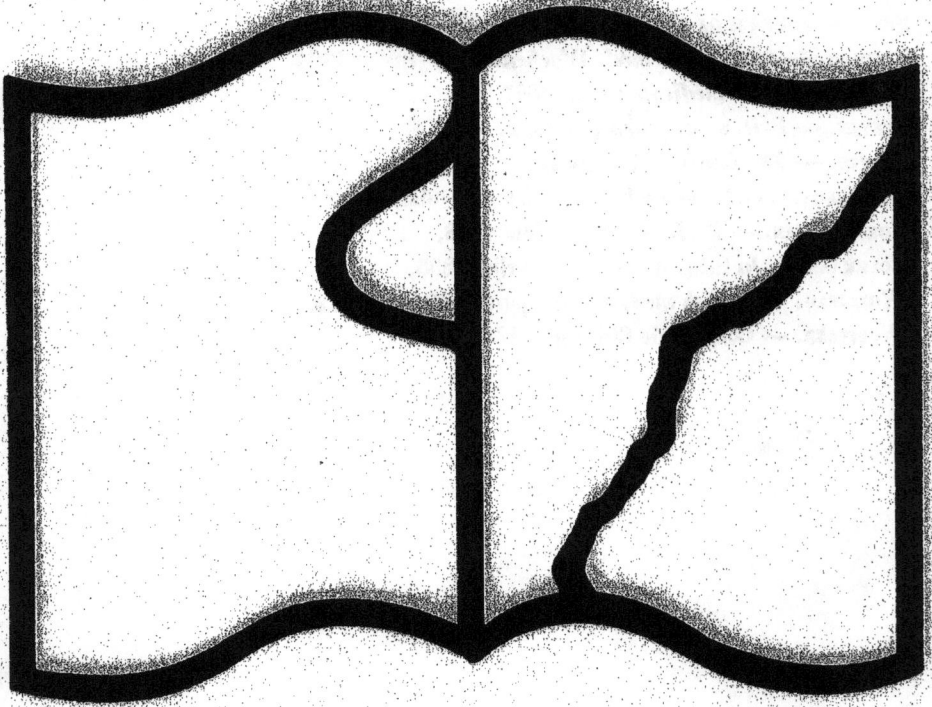

Texte détérioré — reliure défectueuse
NF Z 43-120-11

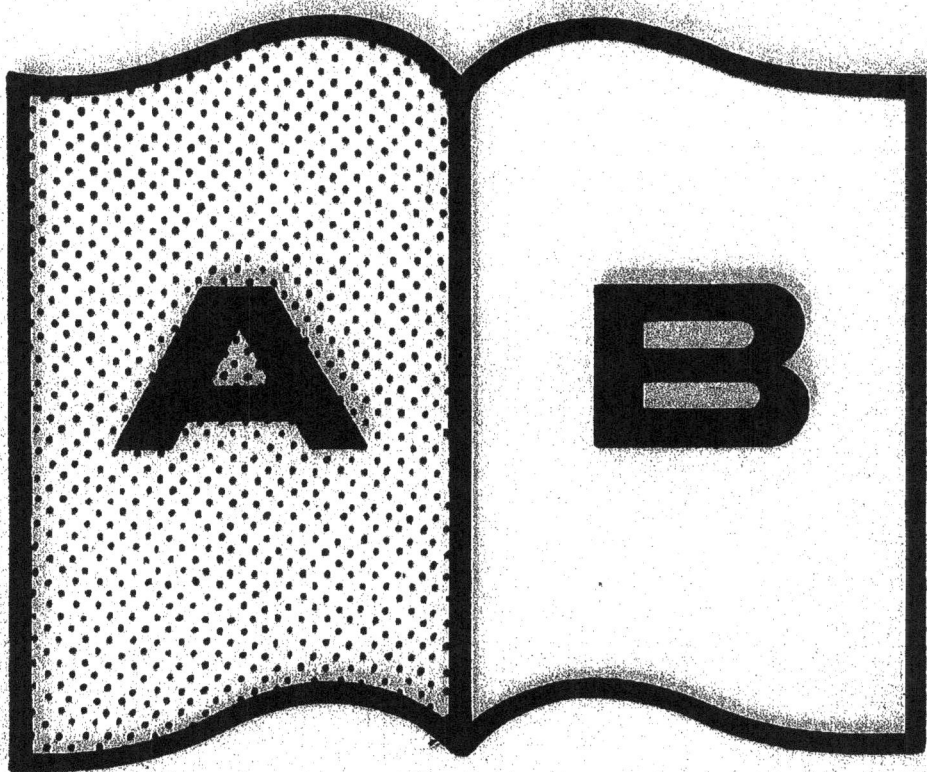

Contraste insuffisant

NF Z 43-120-14

www.ingramcontent.com/pod-product-compliance
Lightning Source LLC
Chambersburg PA
CBHW071212200326
41519CB00018B/5492